DROIT ROMAIN.

DE L'OBLIGATION NATURELLE.

DROIT FRANÇAIS.

Des effets de la bonne foi sur les Mariages nuls et annulés.

DISSERTATIONS

POUR

LE DOCTORAT,

Présentées à la Faculté de Droit de Toulouse.

Par M. COSTE (Charles), avocat,

Né A TOULOUSE (Haute-Garonne).

TOULOUSE,

IMPRIMERIE BAYRET ET Cie,

RUE PEYRAS, 12.

1854.

FACULTÉ DE DROIT DE TOULOUSE.

DROIT ROMAIN.

DE L'OBLIGATION NATURELLE.

DROIT FRANÇAIS.

Des effets de la bonne foi sur les Mariages nuls et annulés.

~⁓⁓~

DISSERTATIONS

POUR

LE DOCTORAT,

Présentées à la Faculté de Droit de Toulouse,

Par M. COSTE (Charles), avocat,

Né a TOULOUSE (Haute-Garonne).

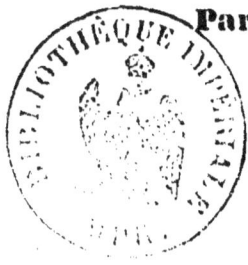

TOULOUSE,

IMPRIMERIE BAYRET ET Cie,

RUE PEYRAS, 12.

—

1854.

A LA MÉMOIRE DE MON PÈRE !

A MA MÈRE,

A tous les miens.

DROIT ROMAIN.

DE L'OBLIGATION NATURELLE.

Rechercher quelle a été l'origine de l'obligation naturelle dans la législation romaine, exposer ses principaux
caractères, indiquer ses effets, tel est le but que nous
voulons nous efforcer d'atteindre dans ce travail. Mais
avant de tracer les premiers traits de ce tableau, nous
croyons indispensable de chercher à démêler un peu les
idées confuses que les mots *obligation naturelle* éveil-
lent dans l'esprit, et de préciser le sens qu'on leur donne
dans la langue du Droit positif.

Pris dans son acception la plus étendue, en dehors
de toute signification juridique, le mot *obligation* est
synonyme de *devoir*. Or, à vrai dire, l'homme, sur la
terre, n'a qu'un seul devoir à remplir. Développer ses
facultés natives, s'en servir comme d'autant d'instru-
ments propres à lui faciliter l'accomplissement de sa
destinée, réaliser enfin dans la mesure de ses forces ce
type idéal du bien dont il porte en soi l'impérissable
image: telle est la mission providentielle qu'il a reçue,
tel est le but vers lequel il doit tendre de tous ses efforts.
Cette mission doit lui être sacrée; car, en l'accomplis-

sant, il se fait en quelque sorte l'associé de Dieu dans une œuvre mystérieuse qu'il lui sera donné sans doute de connaître un jour; et le sentiment de cette collaboration glorieuse doit lui inspirer une noble fierté bien faite pour soutenir son courage dans les épreuves si rudes parfois d'une vie tourmentée.

La fin de l'homme une fois connue, la règle de sa conduite l'est également. Mais les situations dans lesquelles il peut se trouver sont si diverses, les mobiles qui sollicitent sa volonté sont si opposés, si tyranniques, qu'il courrait souvent le risque de s'égarer, flottant et irrésolu, loin de la voie qu'il doit suivre. De là, la nécessité de décomposer son suprême et unique devoir, de le soumettre à une analyse attentive pour en tirer les devoirs secondaires qu'il comprend et qu'il résume. C'est ce travail de déduction qui fait l'objet du *droit naturel*. Ce droit pose ainsi des règles de la conduite humaine pour chaque cas possible. Ces règles son obligatoires pour l'homme. On peut donc dire que le droit naturel impose des obligations tout aussi bien que le droit positif. Si, maintenant, on veut donner une dénomination particulière à ces obligations, rien n'est plus logique assurément que de les appeler des *obligations naturelles*, c'est à dire des obligations imposées à l'homme par sa nature même.

Ainsi, à examiner les choses philosophiquement, à prendre les mots avec le sens qu'on leur donne et dans le langage vulgaire et dans celui des moralistes, l'obligation naturelle devrait être celle qui est consacrée par le droit naturel. Les juristes, cependant, s'en sont fait une idée différente. Ils ont rapproché l'obligation dérivant du droit naturel de celle qui repose sur le droit positif; ils ont comparé les sanctions qui les protégent; et lorsqu'ils ont vu combien souvent la sanction du droit naturel, sanction purement psychologique et interne, était impuissante à assurer l'accomplissement des préceptes dont elle est l'unique appui, ils ont pensé sans doute qu'un lien qui liait si peu n'en était pas un. Dès lors, dans leur langage, ils ont réservé le mot *obligation* pour désigner exclusivement les devoirs que la loi positive prend sous sa protection. Quant aux préceptes de la loi morale, du droit naturel, ils ne produisent à leurs yeux que de simples devoirs de conscience. Quand il s'agit d'un devoir de cette nature, quelque respectable, quelque pressant qu'on le suppose, il ne saurait être question d'obligation. Tant qu'il reste dans le domaine de la conscience, et qu'il ne relève que d'elle; tant que la loi positive ne s'en empare pas pour lui donner une sanction quelconque, il ne peut pas être considéré comme matière juridique. Il reste en dehors du droit. Ainsi, par exemple, c'est un devoir pour chacun de se montrer reconnaissant du bien qu'on lui a fait, car la conscience nous prescrit de ne pas payer par l'ingratitude les bienfaits que nous avons reçus. Cependant, nous ne sommes, en général, nullement tenus envers notre bienfaiteur. Aucune espèce de lien juridique ne nous attache à lui. Par conséquent ce devoir si naturel ne constitue pas une obligation.

Toutes les fois donc que dans le cours ne notre travail nous aurons à nous demander si dans telle circonstance donnée, il y a ou non obligation naturelle, loin de nous jeter dans des discussions spéculatives où s'égarer est si facile, nous aurons recours aux textes. Ils seront pour nous des guides bien plus sûrs.

Les observations que nous venons de présenter ne sont certes pas suffisantes pour donner une idée complète de l'obligation naturelle. Tel n'était pas non plus le but que nous nous étions proposé. Nous tenions seulement à bien distinguer cette obligation du simple devoir moral, et à prévenir ainsi une confusion d'autant plus à craindre que les mots dont on s'est servi semblent l'autoriser davantage.

CHAPITRE Ier.

ORIGINE HISTORIQUE ET CARACTÈRES DE L'OBLIGATION
NATURELLE.

Dans les premiers temps de Rome, sous la loi des
XII Tables, le principal monument législatif de cette
époque qui soit arrivé jusqu'à nous, on ne connaissait
qu'une seule nature d'obligation, *l'obligation civile*, laquelle naissait d'un contrat ou d'un délit : *omnis obligatio
vel ex contractu nascitur, vel ex delicto* (1). Dans cette matière, plus peut-être que dans toutes les autres, le Droit
romain eut des commencements rudes et exclusifs. Par
l'obligation le citoyen diminuait sa liberté par rapport à
celui qui devenait son créancier. Il s'obligeait à donner,
à faire, à ne pas faire; et en restreignant ainsi sa liberté,
c'était sa personne même qu'il engageait.

L'obligation produisait donc un lien personnel, un
jus in personam, protégé par la puissance publique qui
assurait son efficacité. C'est bien là la notion fondamen-
tale de l'obligation civile, telle qu'on la retrouve dans
toutes les législations. Mais de ce principe tout ration-
nel, tout philosophique, la logique intrépide des premiers Romains tire d'inexorables conséquences. Le
débiteur ne jouit plus de toute sa liberté. Par conséquent, il ne s'appartient plus complètement, il n'est
plus *sien*. De là, s'il faut en croire l'étymologie donnée
par Varron, le mot de *nexus, nec suus*, qui sert à le désigner. Sa personne tout entière répond de son exactitude

(1) Gaïus III, 3 8.

à remplir ses engagements. S'il n'exécute pas ce qu'il a promis ; s'il ne dénoue pas à l'époque convenue le lien qu'il a noué, son créancier l'appréhende au corps, *manum injicit*, le traîne devant le magistrat, et là, faute par lui de présenter un répondant solvable, un *vindex*, qui le réclame et le libère en prenant sa cause, il est, par déclaration du Préteur, attribué, *addictus*, au demandeur. Celui-ci l'emmène dans sa maison, le charge de chaînes, le jette dans un cachot. Cependant une dernière espérance reste au débiteur. Encore soixante jours pendant lesquels ses parents, ses amis avertis du sort qui le menace, peuvent réunir leurs efforts pour le libérer en payant à sa décharge. Mais s'ils laissent expirer ce délai fatal, son malheur est sans remède ; la terrible *diminutio capitis* qui le menaçait devient définitive. Sa vie de citoyen, d'homme libre est finie. On le vend comme esclave. Le droit pour le créancier, de le mettre à mort, est même inscrit dans la loi.

Ainsi, nécessité pour le débiteur de s'acquitter, c'est à dire de faire la prestation dont il est tenu ; à défaut de libération spontanée de sa part, action donnée au créancier pour l'y contraindre par les voies les plus rigoureuses qui se puissent imaginer ; tels sont les effets de l'obligation sous l'empire du Droit quiritaire.

Si des effets de l'obligation nous voulons remonter aux causes qui lui donnent naissance, nous retrouverons et la même rudesse et le mépris pour tout ce qui tient à l'équité naturelle. Le lien juridique qui constitue l'obligation dépend exclusivement du strict Droit civil : ou l'on est obligé selon le Droit civil, ou l'on ne l'est pas du tout ; et quand on l'est civilement, peu importe que l'équité naturelle l'approuve ou le condamne. Les cas dans lesquels le Droit civil reconnaît une obligation, sont rigoureusement précisés et peu nombreux. A l'égard des obligations conventionnelles, les seules dont nous voulions nous occuper, le consentement seul et par lui-même est impuissant. Il faut un acte, une solennité symbolique qui vienne le matérialiser en frappant vivement les sens. On aura donc recours à une vente fictive *per æs et libram*, et à des paroles sacramentelles, ou *mancipatio*. La loi des XII Tables le veut ainsi : *uti lingua nuncupassit, ita jus esto.*

Avec le temps, la pantomime solennelle et symbolique tombe en désuétude. On cesse de faire figurer dans la formation des contrats la pièce d'airain et la balance. Seule la *nuncupatio* est conservée. On arrive ainsi aux obligations contractées par paroles, *verbis obligationibus*, au moyen de formules sacramentelles.

Enfin, plus tard encore vraisemblablement, mais toujours sous l'empire de la loi des XII Tables, naît le contrat *littéral*, qui constitue une nouvelle forme d'obligations, *litteris obligatio*. Une inscription faite en termes consacrés, sur un registre, constate que l'on tient l'argent pour pesé et donné. La solennité *par æs et libram* est réputée accomplie. L'obligation est née.

Telles sont les trois seules sources d'où pendant longtemps à Rome purent sortir des obligations. On voit qu'elles ne furent admises dans le Droit que successivement, et par conséquent il est vrai de dire que même à cette époque primitive il y eut dans la législation un mouvement progressif dû sans doute à l'interprétation des Prudents, et qui pour avoir été bien lent, n'en est pas moins réel.

Pendant cette première période du Droit, les Romains

vécurent entièrement à l'écart des peuples voisins.
Toujours en guerre avec eux, ils ne les rencontraient que
sur les champs de bataille. Cet isolement explique comment le Droit civil quiritaire se maintint longtemps avec
son caractère primitif sans altération bien marquée. Mais
après bien des efforts, le Latium est soumis, l'Italie tout
entière est conquise. Alors le commerce naît et s'étend,
les besoins se développent, des relations fréquentes
s'établissent entre les citoyens romains et les *Peregrini*.
Or, le Droit civil, *jus civium*, exclusivement propre aux
citoyens romains, ne pouvait pas régler ces rapports nou-
veaux. On crée donc un magistrat, le *prœtor peregrinus*,
devant qui doivent être portées toutes les contestations
où figurent quelques étrangers ; et comme le Droit civil
est inapplicable, ce magistrat a recours au droit des gens,
jus gentium. On désignait sous ce nom l'ensemble des
principes communs aux législations des divers peuples
avec lesquels les Romains étaient en relation. Ce Droit
présentait ainsi un caractère de généralité relative dont
on trouva l'origine dans l'équité, dans la *naturalis ratio*,
c'est à dire dans les idées de droit naturellement com-
munes à tous les hommes. De là vient que la plupart
des jurisconsultes romains ont pris les expressions *jus
naturale* et *jus gentium* comme synonimes (1). Il est vrai
qu'Ulpien et quelques autres avec lui divisent le Droit
en trois branches, et distinguent ainsi le droit naturel
du droit des gens. Cette division tripartie se retrouve
même dans les Institutes de Justinien. Mais nous pensons avec M. de Savigny qu'Ulpien n'a posé cette divi-

(1) Dig., L. 9, de Just...; L. 1, § 2, de Grad.; L. 2, 3, 4, de Divis. rer.;
Cicér., de Offic. III, 15.

sion, si vivement critiquée d'ailleurs dans ses développe‑
ments au point de vue philosophique, que comme pure
spéculation. Imaginée peut‑être uniquement en vue de
l'esclavage, il est impossible d'en faire l'application aux
matières importantes du Droit. Ulpien lui‑même semble
y renoncer dans des textes nombreux (1). Quant aux
Institutes, leurs rédacteurs font à ce sujet preuve d'une
grande légèreté : ils inscrivent d'abord le texte d'Ulpien
sur la division tripartie ; ils reproduisent ensuite d'autres
textes qui disent en termes exprès que le droit des gens
se confond avec le droit naturel (2).

Le droit des gens fait ainsi sa première apparition
dans la société romaine. Dès ce moment il entre en lutte
avec le vieux Droit national souvent si acerbe, si peu
conforme aux principes du juste et du vrai. Celui‑ci si
exclusif et si jaloux est pourtant forcé de s'ouvrir pour
lui donner accès. Mais cette invasion s'arrête bientôt. On
comprend, en effet, que le Droit civil et le droit des gens
animés d'un esprit si contraire, ne pussent guère vivre
en paix à côté l'un de l'autre. Or, les Romains ne vou‑
laient pas sacrifier leur législation primitive qu'ils en‑
tourèrent toujours d'un si pieux respect. Alors com‑
mence à naître le Droit prétorien qui vient, non pas
renverser le Droit établi, mais se placer à côté de lui
pour le suppléer dans ce qui lui manque, l'aider dans ce
qu'il a de faible, quelquefois même, mais avec beau‑
coup de réserve au moins à l'origine, le corriger dans ce
qu'il a de défectueux : *Supplendi vel adjuvandi, vel cor‑
rigendi juris civilis gratia.* Ce Droit nouveau s'inspire

(1) Dig., L. 3, § 15, *ad exhib.*; L. 9, § 1, *de vi.*
(2) Inst., liv. II, tit. 1, § 11.

d'une sage équité; il fait de nombreux emprunts au droit des gens. Timide à sa naissance, comme tout ce qui vient à la vie, il grandit et s'enhardit peu à peu. Gardant soigneusement un respect apparent pour le Droit civil, il l'efface en réalité tous les jours davantage; et un moment viendra où il se mettra complètement à sa place. Mais ce sera l'œuvre des siècles. Le temps, ce grand démolisseur, ne respecte guère que ce qu'il contribue à fonder. C'est une vérité que l'expérience enseigne. Elle ne pouvait échapper au génie politique si profond du peuple-roi. Aussi, loin de précéder dans ses réformes par révolution radicale et absolue, on le vit toujours s'efforcer de concilier le respect dû à la tradition avec un progrès mesuré.

Ce serait à coup sûr une étude pleine d'intérêt que de prendre une à une les diverses institutions du Droit quiritaire, pour retracer les modifications ou plutôt les compléments que chacune reçut sous l'influence des principes plus équitables et plus rationnels du droit des gens. Nous verrions apparaître dans la législation : à côté de l'agnation ou parenté purement civile, une *naturalis cognatio;* à côté de la propriété *ex jure quiritium* à laquelle les citoyens seuls peuvent prétendre, la propriété *in bonis* accessible aux étrangers. Le droit de succession dont la nature est toute positive, résiste davantage à cette influence; c'est à elle néanmoins qu'il faut rapporter les extensions progressives de la succession *ab intestat* des cognats. Nous ne pouvons qu'indiquer ces aperçus divers. Chacun d'eux comporterait de longs développements; mais pour ne pas sortir des limites de notre sujet, nous avons hâte de revenir à la matière des obligations.

Le *nexum*, les formules sacramentelles, l'écriture in-
vestie d'un caractère civil sont encore, nous l'avons vu,
au moment où nous sommes, les seuls modes de s'obliger valablement. Ce cercle étroit va s'élargir. Le Droit
civil, en effet, finit par admettre comme pouvant être
formées et obligatoires par le seul consentement des
parties, quatre sortes de conventions qui sont d'un usage
fréquent dans la vie : la vente, le louage, la société et le
mandat, qui ne sont pas, comme les précédents modes
d'obligations, exclusivement réservées aux citoyens romains, mais qui sont aussi à la disposition des étrangers.
Quant aux obligations qui se forment *re*, c'est à dire qui
sont la conséquence de l'aliénation, de l'engagement
réalisés d'une chose, comme dans le *mutuum*, le com-
modat, le dépôt et le gage, la nécessité de la *mancipatio*
disparaît avec le temps, la simple *traditio* suffit.

Ces divers cas d'obligations reconnues par le Droit
civil constituent des contrats. Il y aura donc désormais
quatre classes de contrats, dont deux sont passées du
droit des gens dans le Droit civil. Ceux-ci présentent ce
caractère particulier qu'ils se règlent tous, si on en excepte le *mutuum*, par l'équité, par la bonne foi naturelles. Aussi les appellera-t-on contrats de bonne foi, *bonæ
fidei*, par opposition aux contrats primitifs qui portent le
nom de contrats de Droit strict, *stricti juris*, et dans lesquels la lettre de la loi était prise avec toute sa rigueur.

Le Droit civil ne se contente pas de s'enrichir de certains emprunts faits au droit des gens. Par une sorte de
réciprocité, il reporte à celui-ci des institutions nées
dans le sein même de la cité. Le contrat verbal, en effet,
malgré son origine toute civile, devient accessible aux
étrangers, à l'aide d'un changement de formule; et les

chirographa et les *syngraphæ* viennent mettre à leur usage l'obligation littérale elle-même.

Là se borne, si l'on y joint les contrats innommés, l'action directe exercée par le droit des gens sur le Droit civil en cette matière. Elle laisse sans doute beaucoup à faire encore. Mais le Droit prétorien et les constitutions impériales après lui sauront bien achever l'œuvre commencée.

Un grand nombre de conventions particulières qui ne pouvaient être rangées dans aucune classe de contrats, et qui par conséquent étaient dénuées de toute espèce d'efficacité aux yeux du Droit civil, sont rendues successivement obligatoires par l'édit du Préteur. Ces obligations nouvelles reçoivent, à raison de leur origine, la qualification de *prétoriennes*.

Au reste, l'obligation prétorienne produit les mêmes effets que l'obligation civile. Elles font naître l'une et l'autre, au profit du créancier, une action soit civile, soit honoraire dont l'objet est de contraindre, par l'emploi de la force publique, le débiteur à remplir ses engagements. Mais ici le progrès de la civilisation se fait sentir d'une façon bien marquée. L'obligation reste toujours un lien personnel, un lien de droit, mais elle cesse d'être un lien corporel. A partir de la loi *Pœtilia, Papiria, de nexu,* les biens seuls du débiteur, et non son corps, répondront de ses dettes : *Pecunia creditæ bona debitoris non corpus obnoxium esset* (1).

Si le Préteur n'avait pas eu de ménagements à garder, nul doute qu'il n'eut accordé une action toutes les fois que l'équité l'eut commandé. Mais il se trouvait,

_____
(1) Tit. Liv. vIII, 28.

nous l'avons dit, en présence d'un Droit antique qu'il devait respecter plus que personne, puisqu'il en était constitué le gardien, *juris civilis custos*. Aussi n'introduisit-il de nouvelles actions que dans des cas relativement assez rares. Il ne voulut pas pourtant laisser la bonne foi dépourvue de toute garantie, et pour la protéger il eut recours à une sanction indirecte dont il avait la libre disposition. Il arriva ainsi que tel fait qui n'avait pu donner naissance à une action eut la force cependant de produire une exception. Celui qui invoquait un pareil droit n'avait sans doute pas le pouvoir de contraindre le sujet passif à donner, à faire ou à procurer quelque chose ; mais il avait la faculté de le repousser, de faire rejeter sa demande s'il était attaqué par lui. Ce lien personnel imparfait qui avait pour effet principal, sinon unique, de produire ainsi un moyen de défense et non d'attaque, fut appelé *obligation naturelle*.

L'obligation naturelle présente donc ce double caractère : 1° elle est basée sur l'équité ; 2° nulle aux yeux du Droit civil, elle est munie par le Droit prétorien d'une sanction indirecte grâce à laquelle elle a une certaine efficacité juridique. Mais, il faut le reconnaître, ce n'est qu'une obligation bien imparfaite, car elle est dépouillée de l'effet principal que produisent toutes les autres obligations soit civiles, soit prétoriennes. C'est pour cette raison que l'on rencontre si rarement dans les textes les mots *obligatio naturalis*. Les jurisconsultes romains avaient l'habitude de faire marcher ensemble ces deux expressions *obligatio* et *actio*, comme deux corrélatifs dont l'un emporte l'autre, et qui peuvent en quelque sorte se servir de synonimes. Pour eux, donc, l'obligation naturelle dépourvue d'action n'était pas, à propre-

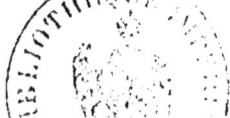

ment parler, une obligation. On ne pouvait la considérer comme telle que *per abusionem.* C'est cette pensée que l'on trouve exprimée dans des textes nombreux (1).

Ici se termine la partie plus spécialement historique de notre travail. L'exégèse aura bientôt son tour. Mais il nous reste encore à montrer en quelques mots comment l'obligation naturelle envisagée sous un autre point de vue que celui où nous nous sommes placé, peut voir son domaine singulièrement s'élargir.

Faisons un moment abstraction des effets juridiques attachés à l'obligation naturelle pour nous préoccuper seulement de son origine. Nous savons qu'elle se glisse dans la législation à la faveur des idées plus équitables que le droit des gens y a propagées. Or, les obligations prétoriennes et même certaines obligations civiles, peuvent revendiquer la même origine. Ces obligations diverses ont donc cela de commun qu'elles émanent toutes du droit des gens. Aussi peut-on les embrasser, quelle que soit d'ailleurs leur énergie respective, sous la même désignation d'obligations du droit des gens. Mais le droit des gens, ainsi que nous croyons l'avoir démontré, se confondant dans l'esprit des jurisconsultes romains avec le droit naturel, il en résulte que les obligations du droit des gens peuvent être considérées comme autant d'obligations du droit naturel, d'obligations naturelles. Plusieurs textes viennent à l'appui de cette seconde manière d'envisager l'obligation naturelle. Le jurisconsulte Paul s'exprime ainsi : *is natura debet, quam jure gentium dare oportet, cujus fidem secuti sumus* (2). C'est dans le même

(1) Dig., L. 42, § 1, *de Oblig. et act.;* L. 7, § 4, *de Pact.;* L. 16, § 4, *de Fidejuss.*
(2) Dig., L. 84, § 1, *de Div. reg. jur.*

sens qu'Ulpien dit que le pupille est tenu d'une obligation naturelle à l'égard de son tuteur, bien que dans le
cas dont il s'occupe le pupille puisse être actionné (1).
L'obligation naturelle ainsi comprise, on peut aisément
se rendre compte d'un texte dont l interprétation a longtemps embarrassé les commentateurs. Nous voulons
parler de la Loi 10 au Digeste, *de Oblig. et act.* Elle est
ainsi conçue : *naturales obligationes non eo solo œstiman-
tur, si actio aliqua carum nomine competit : verum etiam
eo, si soluta pecunia repeti non possit.* Comment s'expliquer qu'un jurisconsulte eut pu mettre au nombre des
obligations naturelles, des obligations qui produisaient
des actions? Pour lever la difficulté, on avait recours à
une interpolation, et on lisait *si actio aliqua carum nomine non competit.* Les observations que nous venons de
présenter permettent d'interpréter ce texte en le prenant tel qu'il est et sans lui faire subir aucune altération.
Au reste, nous devons dire qu'un auteur allemand,
M. Vangerow, dans son Traité des Pandectes, a donné
une explication nouvelle de la Loi du jurisconsulte Paul,
en la laissant, lui aussi, intacte. Nous verrons dans le
chapitre suivant que l'obligation naturelle peut être novée, cautionnée, de sorte que le créancier d'une pareille
obligation peut avoir, lorsqu'un de ces contrats accessoires vient à se réaliser, une action contre son débiteur;
et cette action peut être considérée comme dérivant
médiatement de l'obligation naturelle. Suivant M. Vangerow, le jurisconsulte Paul aurait voulu dire qu'il n'é-
tait pas nécessaire qu'un de ces contrats accessoires fût
intervenu pour qu'il y eût obligation naturelle.

_____

(1) Dig,. L. 5, pr., *de Auct. tut.*

L'obligation naturelle, dans la législation romaine, se présente donc avec des caractères différents suivant la manière dont on l'envisage. Mais le plus souvent dans les textes qui s'en occupent, on entend parler d'une obligation qui est basée sur l'équité et qui, dépourvue d'action, n'est protégée que par des exceptions. C'est aussi de l'obligation naturelle ainsi définie qu'il sera question dans le reste de ce travail.

CHAPITRE II.

EFFETS JURIDIQUES DE L'OBLIGATION NATURELLE.

Nous venons de voir que l'obligation naturelle, bien qu'elle n'engendrât pas d'action, faisait néanmoins naître certains droits au profit du créancier. Ces droits divers que nous allons successivement indiquer constituent dans leur ensemble une sanction indirecte qui, à défaut de sanction directe, la protègent et la garantissent dans une certaine mesure.

I. — L'obligation naturelle une fois acquittée, ce qui a été payé ne peut plus être répété comme indû et payé par erreur : *naturalis obligatio manet, et ideo solutum repeti non potest* (1). Vainement le débiteur prétendrait-il que s'il a payé, c'est qu'il avait cru pouvoir y être contraint par une action. La répétition lui est néanmoins refusée. L'erreur soit de fait, soit de droit ne saurait être ici une cause de restitution.

Cette dernière proposition demande quelques éclaircis-

(1) Dig., L. 19, pr., *de Cond. indeb.*

sements. Les jurisconsultes romains distinguaient soigneusement l'erreur de fait de l'erreur de droit, *ignorantia facti, ignorantia juris.* La première ne pouvait jamais nuire, à moins qu'elle ne fût le résultat d'une négligence impardonnable, ou bien que celui qui par suite de cette erreur avait fait un paiement ne fût tenu d'une obligation naturelle vis à vis de celui qui avait touché la somme payée. Quant à l'erreur de droit, on faisait une distinction. S'il s'agissait d'un bénéfice à faire, de quelque chose à acquérir, *si certatur de lucro captando,* l'erreur de droit nuisait à celui qui l'avait commise; s'il s'agissait au contraire d'éviter une perte, un dommage, *si certatur de dammo vitando,* l'erreur de droit ne pouvait préjudicier. Tels sont les principes généralement admis en cette matière (1), mais leur application soulève quelques difficultés. C'est ainsi, pour rentrer dans notre sujet, qu'on a souvent agité la question de savoir si celui qui, par suite d'une erreur de droit, avait payé une somme qu'il ne devait pas, pouvait la répéter. Quelques jurisconsultes, Cujas notamment, pensaient que dans ce cas la répétition devait être refusée, parce qu'il s'agissait d'une acquisition à faire, ce qu'on voudrait répéter ayant été, en effet, aliéné par le paiement. Nous ne pouvons pas croire qu'une opinion aussi contraire à l'équité la plus vulgaire ait jamais prévalu. Peut-on bien, en effet, considérer comme voulant s'enrichir celui qui réclame une chose qui était sienne, et qui ne s'en est dépouillé

(1) M. de Savigny conteste l'exactitude de cette règle. Applicable seulement, suivant lui, aux femmes qui avaient le privilége d'invoquer l'erreur de droit aussi bien que l'erreur de fait, sauf toutefois en matière de donations, on l'aurait généralisée à tort. (*Traité de Droit romain,* tom. III, append. VIII. Trad. Guenoux.)

que par erreur ! On nous opposera peut-être un rescript de Dioclétien et Maximien (1). Mais nous croyons que cette loi, en refusant la répétition de l'indû, n'a entendu parler que du cas où celui qui a payé, sans être tenu d'une obligation même naturelle, n'a fait cependant qu'obéir aux scrupules d'une conscience honnête. On peut citer en exemple l'héritier qui paie intégralement les legs contenus dans le testament qui l'institue, sans se prévaloir de la loi *Falcidie*. Il pouvait sans doute retenir le quart que cette loi lui réserve, mais en acquittant tous les legs, en exécutant en entier les volontés du testateur, il a agi plus honnêtement, *honestius fecit*. Voilà pourquoi on ne lui permettra pas d'invoquer son erreur de droit pour répéter ce qu'il a livré aux légataires.

En résumé, c'est un des principaux effets de l'obligation naturelle d'empêcher la répétition de ce qui a été payé par erreur, de quelque nature que soit cette erreur. Si celui qui a payé par erreur n'était pas obligé même naturellement, il pourra en général répéter, si ce n'est lorsque son erreur porte sur le droit; et même alors la répétition ne lui est refusée que dans certains cas assez rares.

II. — L'obligation naturelle peut être opposée en compensation au débiteur qui actionnerait pour une autre cause, en vertu du Droit civil, en supposant d'ailleurs les dettes compensables, conformément aux règles qui régissent la compensation : *etiam quod natura debetur, venit in compensationem* (2).

---

(1) Cod., L. 10, *de Juris et facti ignor.*
(2) Dig., L. 6, *de Compens.*

III. — L'obligation naturelle peut être convertie en une obligation civile par la novation. Peu importe, dit Ulpien, que l'obligation préexistante que l'on veut transformer soit civile, prétorienne ou naturelle : *illud non interest qualis processit obligatio utrum naturalis civilis an honoraria* (1). Il y a plus ; on peut très bien, au moins en général, éteindre une obligation civile en la remplaçant au moyen de la novation par une obligation naturelle.

IV. — L'obligation naturelle peut être garantie par une fidéjussion. On peut citer des textes nombreux qui ne laissent aucun doute à ce sujet (2).

Celui qui aura ainsi cautionné une obligation naturelle peut se voir contraint par le créancier de l'acquitter. On peut se demander si, cette hypothèse se réalisant, il pourra exercer un recours contre le débiteur principal. Il faut tout d'abord établir une distinction entre le cas où la caution n'aura fait qu'obéir à un ordre du débiteur, et celui où elle se sera présentée spontanément. Dans le premier cas, elle pourra réclamer au débiteur ce qu'elle aura payé ; elle aura contre celui dont elle a exécuté la volonté, l'action de mandat contraire. Dans le second cas, il n'y a pas d'ordre donné, par conséquent pas d'action de mandat ; d'un autre côté, il n'y a pas lieu non plus à l'action *negotiorum gestorum* contraire, car pour avoir droit à cette action, il faut que l'acte que l'on accomplit puisse procurer quelque utilité à celui dans les affaires de qui on s'immisce : or, cette condition ne se réalise pas, puisqu'il s'agit d'une obligation naturelle et que le débiteur d'une pareille obligation, on le sait, ne

(1) Dig., L. 1, § 1, *de Novat.*
(2) Dig., LL. 1. — 6, § 2. — 7. — 16, § 3, *de Fidejuss.*

peut jamais être forcé de payer. D'ailleurs, la caution n'aurait aucun intérêt à invoquer le bénéfice de cession d'actions. Le créancier, en effet, ne peut pas lui céder des actions qu'il n'avait pas lui-même. Nous sommes donc amené à cette conclusion, que celui qui cautionne une obligation naturelle sans mandat de la part du débiteur n'a contre celui-ci aucune espèce de recours. C'est là, il faut le dire, un résultat bien rigoureux.... Que celui qui cautionne la dette naturelle d'un autre n'ait pas contre celui-ci un droit plus énergique que le créancier, on le comprend, et c'est juste. Mais pourquoi ne pas faire passer sur sa tête l'obligation naturelle qu'il a cautionnée; pourquoi ne pas le substituer au créancier qu'il a payé? L'équité le veut ainsi; et ne peut-on pas dire même que cette opinion est conforme aux principes du Droit, si on considère le bénéfice de cession d'actions comme un bénéfice qui donne au fidéjusseur le droit d'exiger du créancier qu'il désintéresse, non pas seulement les actions, mais plus généralement les droits quelconques que sa créance lui donnait contre le débiteur.

V. — L'obligation naturelle peut servir de base légitime au pacte prétorien désigné sous le nom de *constitut* (1). On distinguait deux sortes de constitut, savoir: le *constitutum proprii debiti* et le *constitutum debiti alieni*. Le premier opérait toujours une novation du Droit prétorien. Quant au second, tantôt il éteignait *exceptionis ope* l'obligation primitive, tantôt il la laissait subsister, et venait se placer à côté d'elle pour en garantir l'exécution. Mais dans tous les cas, il suffisait d'une obligation naturelle pour motiver son intervention.

(1) Dig., L. 1, § 7, *de Pecun. constit.*

VI. — Le jurisconsulte Marcien dit en termes formels que l'obligation naturelle est susceptible d'être garantie par un gage: *res hypothequa dari posse sciendum est pro quacumque obligatione ...., et vel pro civili obligatione, vel honoraria, vel tantum naturali* (1).

Avant de passer aux autres effets attachés à l'obligation naturelle, nous devons faire remarquer que celui qui s'oblige en vertu d'un des contrats accessoires dont nous venons de parler est tenu civilement, de sorte que le créancier qui n'avait d'autre droit à l'égard du débiteur principal qu'un droit d'exception, pourra valablement actionner le nouveau débiteur (2). Ce principe vrai, en général, souffre quelquefois exception, ainsi que nous aurons occasion de le remarquer lorsque nous étudierons les divers faits juridiques qui engendrent des obligations naturelles.

VII. — L'obligation naturelle peut être cédée à un tiers tout comme l'obligation civile. A la vérité, nous ne pouvons citer aucun texte qui le dise expressément. Mais nous ne voyons pas pourquoi le cessionnaire d'une pareille obligation ne pourrait pas opposer au débiteur cédé tous les droits du créancier cédant, de même que le cessionnaire d'une obligation civile peut valablement exercer les actions de ce dernier.

VIII. — Si le débiteur d'une obligation naturelle s'acquitte entre les mains des héritiers du créancier, ceux-ci doivent imputer ce paiement sur le quart que la loi

(1) Dig., L. 5, *de Pign. et hypoth.*
(2) Dig., L. 59, *ad s. c. Trebell.* — L. 27, *de Noxal. action.*

Falcidie leur réserve (1). On sait, en effet, que pour déterminer la quarte *Falcidie*, il faut se reporter à l'époque de la mort du testateur. Or, le droit en vertu duquel se fait le paiement d'une obligation naturelle se trouvait dans le patrimoine du défunt au moment de sa mort.

IX. — L'obligation naturelle peut valablement être léguée. Toutefois, au sujet d'un pareil legs, Papinien fait une distinction entre le legs de la créance elle-même, *legatum nominis,* et le legs de ce qui pourra être payé en vertu de cette créance, *legatum soluti* (2). D'après ce jurisconsulte, si le legs doit être considéré comme portant sur la créance elle-même, il ne saurait produire aucun effet, *nullius momenti est,* parce que, à vrai dire, il n'y a pas réellement de dette. Que si on se place dans le second cas, si on suppose que le legs porte sur ce qui pourra être payé par le débiteur, alors il sera valable, et on le regardera comme soumis implicitement à la condition, *si le débiteur paie quelque chose.* Au reste, ajoute Papinien, le *dies cedit* de ce legs, bien qu'il soit réputé conditionnel, n'en aura pas moins lieu à la mort du testateur, parce que les conditions exprimées dans le testament peuvent seules rendre les legs conditionnels (3). Cette opinion de Papinien nous paraît devoir être repoussée, et nous pensons que le legs d'une obligation naturelle est valable, de quelque manière qu'on veuille le considérer. En effet, le legs d'une créance civile a pour conséquence d'obliger l'héritier à céder au légataire les di-

(1) Dig., L. 44, *de Solut.*
(2) Dig., L. 5, § 1, *quando dies legat.*
(3) Dig., L. 99, *de Condit. et demonst.*

verses actions qui en garantissent le paiement(1). La
créance naturelle, il est vrai, n'est protégée par aucune action; mais elle fait naître certains droits au profit de celui
à qui elle appartient, pourquoi le légataire ne pourrait-il
pas forcer l'héritier de les lui transmettre? Nous avoue-
rons que nous ne voyons aucun motif sérieux de s'y
opposer. Papinien dit bien que si on ne peut pas léguer
une créance naturelle, c'est parce qu'il n'y a pas, à proprement parler, de dette. Mais cette raison n'en est pas
une, car s'il n'y a pas de dette civile, il y a une créance
naturelle qui fait naître une dette naturelle, et la question est précisément de savoir si une pareille créance
peut ou non être léguée.

Au reste, si le legs *nominis naturalis* est valable tout
comme le legs *soluti*, il ne faut pas croire qu'ils produisent l'un et l'autre les mêmes effets. Dans le premier
cas, le légataire pourra contraindre l'héritier de lui céder
les droits qu'avait le testateur, pour les exercer lui-
même; tandis que, dans le second cas, ces droits resteront sur la tête de l'héritier, et le légataire ne pourra
que réclamer à celui-ci ce qu'il aura obtenu du débiteur.

CHAPITRE III.

SOURCES DES OBLIGATIONS NATURELLES.

Si on les considère par rapport aux faits juridiques
qui peuvent leur donner naissance, les diverses obligations naturelles que l'on rencontre dans la législation
romaine se rangent toutes dans l'une de ces quatre clas-

(1) Dig., Cod., L. 18, *de Legat.*

ses : — Obligations naturelles résultant d'une volonté manifestée sans les formes prescrites par le Droit civil ; — obligations naturelles résultant des conventions où figurent comme parties des personnes frappées d'une incapacité absolue ou relative; — obligations naturelles qui survivent aux obligations civiles repoussées par certaines exceptions perpétuelles; — obligations naturelles dérivant d'un devoir moral.

§ 1. *Obligations naturelles résultant d'une volonté manifestée sans les formes requises par le Droit civil.*

Cette volonté peut avoir été manifestée dans des conventions ou dans des actes de disposition entre vifs, ou à cause de mort, c'est à dire dans des pactes ou dans des testaments.

I. DES PACTES. — Le Droit romain admettait quatre classes de contrats : *re, verbis, litteris, consensu*. Toute convention qui ne rentrait pas dans une de ces classes, retenait le nom de *pactum, pactio conventio*. Tant que le Droit civil de Rome conserva ce matérialisme dont il était à l'origine si profondément empreint, le pacte ne produisit aucun effet juridique. Mais peu à peu cette rudesse primitive s'adoucissant, et les principes d'équité prenant de jour en jour plus d'empire, l'on comprit combien il était contraire à la raison de faire prévaloir un formalisme rigoureux et grossier sur l'intention clairement exprimée d'ailleurs des parties. Ce fut, nous le savons, par le ministère du Préteur que ces idées nouvelles se firent jour dans le Droit. Ce magistrat n'alla pas sans doute jusqu'à donner une action pour tous les pactes : car l'action devait se fonder directement ou par analogie sur les obligations reconnues par le Droit civil. Mais dans son Édit il leur garantissait une efficacité réelle en ces termes si connus : *Pacta conventa quæ neque dolo malo, neque adversus leges..... facta erunt servabo.* D'où il résultait que celui qui s'était obligé par pacte étant venu à payer, se voyait opposer, s'il voulait ensuite répéter ce qu'il avait payé, l'exception *doli mali* ou *pacti conventi.* Celui envers qui on s'était obligé par un pacte pouvait aussi opposer, le cas échéant, la compensation de ce qui lui était dû en vertu de cette convention. En un mot, les pactes, depuis l'Édit du Préteur, produisirent de véritables obligations naturelles, et ils en furent même la source la plus féconde. Quelques-uns, il est vrai, furent plus tard munis d'une action soit par le Droit civil, soit par le Droit prétorien, soit par le Droit impérial ; et ceux-là donnèrent dès lors naissance à des obligations parfaites ; mais tout pacte qui ne fut pas ainsi assimilé à un véritable contrat n'engendra jamais que des obligations naturelles.

Les termes mêmes de l'Édit du Préteur que nous avons cités, nous disent assez qu'un pacte illicite ne pouvait avoir aucune efficacité juridique. Il arrivait bien quelquefois que celui qui avait exécuté un pareil pacte ne pouvait pas répéter ; mais ce n'était pas parce qu'on le considérait comme ayant acquitté une obligation naturelle, mais bien en vertu de ce principe que nul n'est admis à baser une réclamation quelconque sur un fait illicite par lui commis : *nemo auditur turpitudinem suam allegans.* Si le fait illicite est reprochable à l'une et à l'autre partie, si c'est, par exemple, un plaideur qui a donné de l'argent à son juge pour que celui-ci lui fît ga-

guer un procès qu'il devait perdre, le juge oublieux de
ses devoirs ne mérite pas assurément plus d'intérêt que
son justiciable, et cependant il sera protégé contre la répétition. En pareil cas on applique la maxime : *melior
est conditio possidentis.*

II. Du Testament. — Si on se pénètre bien du caractère du testament dans les temps primitifs de Rome; si
on se rappelle que c'était un acte législatif en quelque
sorte, puisque le testateur y faisait la loi de son hérédité,
legem condicebat, on ne doit pas s'étonner que le droit de
tester fut soumis dans son exercice à des formes solen-
nelles. Des conditions nombreuses portant les unes sur
la forme, les autres sur le fond, devaient être soigneusement remplies. Que le testateur en eût négligé une seule,
si insignifiante fût-elle, son testament était frappé de
nullité, et la succession était déférée aux héritiers appelés par la loi. Il fallut se départir de ces exigences dès
qu'elles eurent cessé d'être en harmonie avec le progrès
des idées philosophiques : et ce fut encore le Préteur qui
vint apporter à cette rigueur les tempéraments devenus
nécessaires. Pour atteindre ce but, il aurait pu sans
doute recourir aux remèdes que nous l'avons vu employer pour les pactes, et s'il eut suivi cette voie, la matière des testaments eût ouvert une source abondante
d'obligations naturelles. Il crut pouvoir procéder plus
directement. Les conditions nécessaires pour que la
volonté du testateur dût s'exécuter furent précisées par
lui; et quand ces conditions se trouveraient remplies, il
promit de donner non pas seulement une exception, mais
un droit actif qu'il appela *possession de biens.* On voit,
d'après cela, que les héritiers légitimes ne pouvaient ja-

mais être tenus d'une obligation naturelle vis à vis des héritiers institués par testament; car, de deux choses l'une, ou bien les héritiers testamentaires n'avaient aucune espèce de droits, ou bien s'ils en avaient, ces droits étaient toujours protégés par une action civile ou prétorienne, suivant qu'ils reposaient sur le Droit civil ou sur le Droit prétorien.

On s'est quelquefois demandé si les héritiers testamentaires ne devaient pas être considérés comme obligés naturellement à exécuter dans leur intégralité les dispositions du testateur, sans profiter de la rétention que la loi *Falcidie* et le sénatus consulte Pégasien leur accordaient. Nous avons déjà dit incidemment que les héritiers n'étaient tenus en aucune façon. Cependant, il faut le reconnaître, les textes paraissent en opposition, et on n'en sera pas étonné si on se rappelle que dans certains cas, comme nous l'avons dit, l'héritier ne pouvait pas répéter ce qu'il avait payé sur sa part réservée. Mais un texte formel nous apprend que l'erreur de fait n'empêchait pas l'héritier de répéter (1). C'en est assez pour nous faire décider qu'il n'y a pas ici d'obligation naturelle, car nous savons que c'est un des caractères distinctifs de cette obligation d'empêcher la répétition, quelle que soit l'erreur qui ait été cause de l'exécution. Au reste, l'héritier ne pourra répéter, ni lorsque le paiement aura été fait en connaissance de cause, ni lorsqu'il aura eu lieu par erreur de droit. La Loi 9, que nous avons citée, s'exprime ainsi *in fine : is autem qui sciens se posse retinere, universum restituit, condictionem non habet; quin etiam si jus ignoraverit, cessat repetitio.*

(1) Cod., L. 9, *ad leg Falcid.*

§ 2. — *Obligations naturelles résultant des conventions passées par des personnes frappées d'une incapacité absolue ou relative.*

1. Le Pupille. — La loi romaine, dans le but de protéger le pupille contre les erreurs et les entraînements de l'âge, voulut qu'il ne pût pas valablement faire seul aucun acte de nature à rendre sa condition pire; et elle plaça à côté de lui un tuteur qui devait le protéger et compléter sa personne imparfaite. Toutes les fois donc qu'un pupille contractait sans l'autorisation de son tuteur, il n'était pas obligé civilement, c'est un point bien constant. Mais à défaut d'obligation civile, le pupille n'était-il pas tenu naturellement? Telle est la question que nous avons à examiner. Elle a été bien diversement résolue par les anciens jurisconsultes qui ont écrit sur le Droit romain; et cette division qui remonte si haut subsiste encore de nos jours.

Les textes que l'on a invoqués dans cette discussion sont conçus en termes contradictoires. Deux lois, en effet, disent expressément que le pupille qui contracte sans l'autorisation de son tuteur n'est pas obligé même naturellement. Ainsi *Nératius* parlant d'un paiement fait par un pupille en exécution d'une obligation consentie par lui seul, enseigne que la chose payée pourra être répétée, et la raison qu'il en donne, c'est que le pupille n'est pas tenu naturellement : *quod pupillus sine tutoris auctoritate stipulanti promiserit, solverit, repetitio est; quia nec natura debet* (1). Le jurisconsulte *Licinius*

(1) Dig., L. 5, *de Cond. indeb.*

Rufinus expose la même doctrine dans un texte aussi
précis (1). A ces deux lois on peut en opposer un bien
plus grand nombre desquelles il résulte avec la dernière
évidence que le pupille qui contracte seul est obligé
naturellement (2). Que faut-il conclure de ce rapproche-
ment des textes? Faut-il dire qu'ils sont réellement contradictoires, et devons-nous par conséquent renoncer à
tout espoir de trouver une explication qui les concilie?...
Nous ne le pensons pas. Il est, en effet, impossible d'admettre que les jurisconsultes romains fussent en désaccord sur un point d'une si haute importance.

On a essayé, de différentes manières, de lever l'antino-
mie que nous venons de signaler; et les systèmes divers
qui ont été produits sont si nombreux qu'il serait beaucoup trop long de les faire connaître tous même sommai-
rement. Nous nous contenterons d'indiquer rapidement
celui de *Cujas* et celui de *Donneau*, à cause de la juste
célébrité qui est resté attachée à ces deux Docteurs de
notre École française. Mais avant de commencer cet exposé, disons, ce qui n'est contesté par personne, qu'à
partir du rescript d'Antonin-le-Pieux, le pupille qui
avait contracté seul était obligé civilement pour tout ce
dont il s'était enrichi, et pouvait par conséquent être
actionné dans cette même mesure. C'était d'ailleurs au
moment de la *litis contestatio* qu'il fallait se reporter pour
savoir si le pupille s'était ou non enrichi (3).

Donneau examinant dans son Commentaire *juris civi-*

---

(1) Dig., L. 59, *de Obl. et act.*
(2) Dig., L. 1, § 1, *de Noval.;* L. 42, pr., *de Jurej.;* L. 64, pr., *ad
s. c. Trebell.;* L. 3, § 4, *de Neg. gest.;* L. 19, § 1, *de Donat.;* L. 44, *de
Solut.;* L. 21, pr., *ad leg. Falcid.*
(3) Dig., L. 37, pr. (3-5). — L. 47, pr. (16-3).

lis la question qui nous occupe en ce moment, distingue entre le pupille voisin de l'enfance, *infantiæ proximus*, et le pupille voisin de la puberté, *pubertati proximus* (1). Ce dernier seul, d'après lui, serait tenu *naturaliter*. Dans ce système on explique les lois 41, *de Cond. indeb.*, et 59, *de Obl. et act.*, en disant qu'elles n'ont entendu parler que des contrats passés par des pupilles encore *infantes vel infantiæ proximi*. Cette distinction de Donneau doit être rejetée. Les lois romaines, en effet, n'établissent de différence entre les pupilles voisins de l'enfance et les pupilles voisins de la puberté, que lorsqu'elles recherchent s'ils doivent ou non être réputés *doli capaces* (2). Il est vrai qu'on peut trouver des traces de cette distinction dans le Droit ancien, de sorte que sous l'empire de ce droit le pupille seul ne pouvait pas même obliger un autre envers lui, tant qu'il était *infantiæ proximus*. Mais *Justinien* nous apprend lui-même que cette jurisprudence fut modifiée, et que les *proximi infantia* et les *pubertati proximi* furent traités sur le pied d'une égalité parfaite (3). En admettant donc qu'au temps où écrivaient Nératius et Licinius Rufinus, on distinguât encore quant à la validité des actes par eux faits entre les pupilles voisins de l'enfance et les pupilles voisins de la puberté, et que dès lors ces deux jurisconsultes n'aient voulu parler que des premiers dans les deux lois citées ci-dessus, il faut reconnaître que cette distinction étant repoussée depuis longtemps déjà au temps de Justinien, les rédacteurs du Digeste auraient commis une négligence

---

(1) Liv. XII, ch. 22, § 3.
(2) Dig., L. 13, § 1 (4-3). — L. 4, § 26 (44-4).
(3) Inst., § 9 (3-19).

inexplicable en y insérant ces textes sans les modifier ou
sans les expliquer.

Cujas, pour arriver à concilier les divers textes, a
recours lui aussi à une distinction qu'il établit entre le
cas où le contrat a été avantageux au pupille et celui où
ce dernier n'en a retiré aucun profit. Si le pupille s'est
enrichi, il sera tenu *naturaliter* à concurrence de ce dont
il aura profité ; mais si l'affaire ne lui a été d'aucune
utilité, il ne sera nullement obligé (1). Ce système de
Cujas nous semble tout aussi inadmissible que celui de
Donneau. Remarquons, en effet, que le pupille étant
tenu civilement, depuis le rescript d'Antonin-le-Pieux,
pour tout ce dont il s'est enrichi, il en résulte que si on
adopte l'opinion de Cujas, le pupille ne sera jamais dans
aucun cas obligé naturellement ; et dès lors il devient
impossible d'expliquer les lois si nombreuses qui recon-
naissent formellement l'obligation naturelle du pupille.
D'un autre côté, on trouve dans les Pandectes plusieurs
fragments qui tous déclarent soit explicitement, soit d'une
manière indirecte, que le pupille est tenu *naturaliter*
même quand il ne s'est pas enrichi (2). La loi 3, § 4 au
Digeste, *de Neg. gest.*, doit lever tous les doutes. Elle est
ainsi conçue : *Pupillus sane si negotia gesserit, post res-
criptum D. Pii etiam conveniri potest, in id quod factus est
locupletior ; agendo autem compensationem ejus, quod gessit, patitur.* Il résulte bien, en effet, de ce texte qu'on
peut opposer au pupille l'exception de compensation non
seulement pour ce dont il s'est enrichi, mais encore pour

---

(1) Opera Cujacii : *Observat. et emendat.*, liv. xvii, ch. 4. — *Quæst.
Papin.*, liv. xviii, L. 25, § 1.

(2) Dig., L. 25, § 1, *Quando dies legat.*; L. 95, § 2, *de Solut.*; L. 3,
§ 4, *de Neg. gest.*

tout ce qu'il peut devoir *ex negotiis gestis*. Or, s'il en est ainsi, c'est qu'il est obligé naturellement pour le tout. Cujas a, il est vrai, essayé d'échapper à cette loi qui condamne si nettement sa doctrine, et pour atteindre ce but il s'est servi d'un procédé souvent mis en pratique dans l'interprétation des lois romaines, mais qui malheureusement est plus commode que satisfaisant. Il a substitué le mot *pupillo* à *pupillus* (1), de serte que d'après ce changement ce serait un tiers qui aurait géré les affaires du pupille. Mais quoi qu'on fasse, il est manifeste que dans la loi d'Ulpien, les mots *id quod factus est locupletior* sont en opposition marquée avec ceux *quod gessit*. Actionne-t-on le pupille, on ne peut lui demander que ce dont il s'est enrichi ; est-on, au contraire, actionné par lui, on peut lui opposer l'exception de compensation, *in id quod gessit.*

Après avoir ainsi successivement réfuté les deux solutions de Cujas et de Donneau, il nous reste à faire connaître celle qui nous paraît devoir être suivie. Ce que nous avons déjà dit doit faire pressentir que, dans notre sentiment, le pupille qui contracte seul sans l'autorisation de son tuteur est toujours et dans tous les cas obligé *naturaliter*. C'est la seule opinion qui puisse rendre raison des textes si nombreux que nous avons rappelés. Mais alors, comment doit-on entendre les deux lois de Nératius et de Licinius Rufinus qui, en opposition avec tant d'autres, semblent nier l'existence de l'obligation naturelle ? — Il y a une explication bien simple à donner. On sait que le pupille est absolument incapable de rien aliéner sans l'autorisation de son tuteur. Si donc il a payé

(1) *Observat. et emendat.*, liv. xiii, ch. 7.

seul ce qu'il devait même en vertu d'une obligation civile, il pourra exercer contre le créancier soit la *rei vendi-
catio*, soit, en cas de consomption, la *condictio*(1); et s'il y
a des textes qui refusent l'une et l'autre de ces deux actions au pupille, c'est que, de deux choses l'une, ou bien
le paiement a été fait avec l'autorisation du tuteur,
ou bien il s'agit de ce dont le pupille s'est enrichi,
auquel cas il est repoussé par l'exception de dol. Ainsi
le pupille aura beau être tenu d'une obligation naturelle ; s'il paie sans l'autorisation de son tuteur, il
n'en aura pas moins le droit de répéter ce qu'il aura
payé. Or, si on se rappelle que toute obligation naturelle,
autre que celle du pupille, donne au créancier le droit
de repousser par une exception le débiteur qui vient
répéter ce qu'il a payé, on comprendra que les deux
jurisconsultes trompés par cette différence qui ne tient
nullement à la nature de l'obligation du pupille, puisque
la faculté de répéter de celui-ci existe même pour le
paiement fait d'une obligation civile, aient pu être ame-
nés à justifier une décision exacte au fond par un motif
erroné. Voici en deux mots les véritables principes du
Droit en cette matière. Le pupille qui contracte seul et
qui par conséquent n'est pas obligé civilement, est
néanmoins soumis à une obligation naturelle. Il est vrai
qu'à raison d'une incapacité toute spéciale dont la loi
le frappe, il ne pourra pas seul acquitter valablement
cette obligation naturelle, de même qu'il ne pourrait pas
seul acquitter une obligation civile ; mais il n'en est pas
moins tenu, si bien que le paiement fait avec l'autorisation
du tuteur est à l'abri de toute querelle. Il en serait de

_____

(1) Dig., L. 29, *Cond. indeb.*

même de celui que ferait le pupille seul après avoir atteint l'âge de puberté, et de celui fait par les héritiers du pupille. Dans ces trois cas, en effet, l'incapacité d'aliéner n'existant plus, l'obligation naturelle reprend toute sa force ordinaire un instant paralysée en partie.

Disons enfin, pour compléter notre démonstration, que si l'obligation naturelle du pupille, à la différence des autres obligations de même nature, ne donne pas au créancier le droit de repousser la répétition de ce qui aura été payé par le pupille seul, elle produit tous les autres effets de l'obligation naturelle. C'est ainsi qu'elle peut être compensée, servir de base à une fidéjussion, à une novation (1), etc....

Si nous ajoutons que le pupille est obligé civilement en dehors de toute autorisation du tuteur, en vertu d'un délit, s'il est *doli capax,* et toutes les fois que l'action vient *ex re,* par exemple, lorsqu'il y a communauté entre lui et une autre personne, nous aurons exposé toute la théorie du Droit romain sur la capacité du pupille en matière d'obligation. Elle peut se résumer ainsi :

1. — Le pupille est obligé civilement et peut dès lors être actionné, pour son délit, s'il est *doli capax,* et en second lieu toutes les fois que l'action vient *ex re.*

2. — Le pupille est obligé civilement, même lorsqu'il a contracté sans son tuteur, pour tout ce dont il s'est enrichi.

3. — Si le pupille n'a retiré aucun profit du contrat, aucune action n'est donnée contre lui. Mais il n'en est pas moins tenu *naturaliter* pour le tout, et le créancier

(1) Dig., L. 3, § 4, de Neg. gest.; L. 25, de Fidejuss.; L. 1, § 1, de Novat.

est protégé par des exceptions. De plus cette obligation
naturelle peut servir de base aux divers contrats accessoires.

4. — Le pupille est incapable de rien aliéner; d'où il
résulte qu'il pourra toujours repéter ce qu'il aura payé
sans l'autorisation de son tuteur, sans que le créancier
puisse lui opposer la *soluti retentio*.

L'importance des controverses qui se sont élevées à
l'occasion de l'obligation naturelle du pupille nous a dé-
terminé à traiter en détail ce sujet. Nous allons passer
beaucoup plus rapidement sur les autres obligations naturelles qu'il nous reste encore à étudier.

II. L'INTERDIT ET LE FOU. — L'incapacité de contracter qui frappait le fou était absolue; il ne pouvait
donc jamais être tenu d'un lien quelconque *ex conven-
tione*. Quant au prodigue auquel le Préteur avait interdit
l'administration des biens, il est certain qu'il ne s'obligeait pas civilement; mais quelques textes qui paraissent
en opposition (1), ont fait naître des doutes sur le point
de savoir si les conventions par lui passées ne le sou-
mettaient pas à une obligation naturelle. Cependant, si
on se rappelle que l'obligation naturelle n'existe en définitive comme lien juridique que par l'intervention du
Préteur qui vient la vivifier, on sera porté à penser
que le contrat de l'interdit ne produisait aucun effet.
L'incapacité qui le frappe est le résultat d'un décret du
Préteur; comment admettre, dès lors, que celui-ci vienne
attribuer un effet quelconque à l'engagement formé au
mépris d'une interdiction qui émane de lui.

(1) Dig., L. 5, *de Fidejuss.*; L. 6, *de Verb. oblig.*

III. L'Esclave. — L'esclave, dans la société romaine, n'était pas, à proprement parler, une *personne;* il ne pouvait avoir ni droits ni obligations : *nullum caput habebat;* et s'il apparaissait parfois sur la scène du Droit pour y remplir un rôle, ce n'était jamais qu'à la condition de se *personnifier* à l'aide d'un masque d'emprunt. Mais le droit naturel n'admet pas l'esclavage. Aussi, bien que destitué de toute capacité civile, l'esclave n'en conservait pas moins une capacité naturelle. Les premiers romains, il est vrai, se préoccupaient assez peu de ces considérations d'équité naturelle; ils ne voyaient rien au delà de leur Droit civil. Le Droit prétorien s'y montra plus sensible, et il finit par donner dans certains cas des actions contre le maître pour des obligations contractées par l'esclave. Bien avant cette innovation, l'esclave qui ne pouvait avoir en propre aucune créance soit civile, soit naturelle, si ce n'est dans certains cas bien rares, pouvait du moins se soumettre à une obligation soit envers son maître, soit envers des tiers. Mais tous ceux qui avaient traité avec lui pendant son esclavage, n'ayant pu compter sur un patrimoine pour l'exécution de son obligation, cette obligation était simplement naturelle, et elle restait telle après son affranchissement; de sorte qu'à partir de ce moment le paiement qui aurait été fait par l'esclave affranchi était parfaitement valable. L'obligation de l'esclave produit aussi tous les autres effets de l'obligation naturelle (1).

IV. Personnes de la même famille. — Dans la famille romaine, telle qu'elle était constituée à l'origine, le père

(1) Dig., L. 13, pr., *de Cond. indeb.*

était tout, les enfants n'étaient rien. Disposant au foyer domestique d'un pouvoir que rien ne limitait, il absorbait tout, il était le centre où tout aboutissait. Tous les droits reposaient sur sa tête. Quiconque était placé sous sa dépendance n'avait d'autre capacité juridique que celle qu'il tenait de lui. On comprend qu'avec une pareille organisation de la famille, les divers membres qui la composaient ne pouvaient en aucune façon agir les uns contre les autres. Autant vaudrait dire, en effet, qu'on peut avoir action contre soi-même. Cependant, le lien civil qui existait entre ces personnes venant à se rompre et la fiction faisant place à la réalité, elles pouvaient désormais contracter ensemble et s'obliger civilement l'une envers l'autre.

Mais l'événement qui change les relations des personnes pour l'avenir, ne peut rétroagir sur le caractère de leurs relations passées. La convention dont la date se rapportait à cette dernière époque ne pouvait donc valoir aux yeux du Droit civil. Mais le Droit prétorien venant ici, comme partout, adoucir une rigueur excessive, protégea l'exécution de ces engagements, en les considérant comme donnant naissance à des obligations naturelles (1).

V. LE FILS DE FAMILLE. — Jusqu'à présent, incapacité de s'obliger, plus ou moins énergique dans ses effets, que nous avons vue frapper certaines personnes, s'étendait à tout contrat quelle que fût sa nature. Il n'en est pas de même de l'incapacité du fils de famille. C'est un principe incontestable, en effet, qu'il pouvait s'obliger par les mêmes causes qu'un père de famille, et qu'en

(1) Dig., L. 38, de Cond. indeb.

pouvait agir contre lui avec la même facilité. Seulement, il n'avait pas, au moins avant l'établissement des pécules, de patrimoine qui pût servir à l'acquittement de ses dettes (1).

Une loi spéciale vint'restreindre cette capacité générale. Le s. c. Macédonien refusa, pour le cas d'emprunts faits par le fils de famille, toute action aux créanciers, même après que le fils avait cessé d'être sous la puissance paternelle. Le Préteur pouvait cependant quelquefois ne pas refuser l'action, si, par exemple, il n'apparaissait pas clairement que la loi était applicable aux faits proposés ; mais alors.il soumettait cette action à l'exception du s. c. Macédonien. Cette exception était perpétuelle. Or, le débiteur qui pouvait opposer à l'action dirigée contre lui une exception perpétuelle n'était plus tenu par aucun lien soit civil soit naturel. Mais comme dans ce cas particulier il s'agit d'une exception établie plus en haine de ceux qui spéculaient honteusement sur les passions de la jeunesse que dans l'intérêt des débiteurs eux-mêmes, le fils de famille restait toujours obligé *naturaliter* (2); et cette obligation produisait tous les effets ordinaires de l'obligation naturelle. Toutefois nous devons faire observer que par exception au principe général, le fidéjusseur pourrait, lui aussi, opposer l'exception du s. c., toutes les fois qu'il aurait un recours à exercer contre le fils de famille (3).

VI. LA FEMME. — La condition de la femme dans la société romaine se présente sous des aspects bien diffé-

(1) Dig., L. 29, *de Obl. et act.*
(2) Dig., L. 19, pr., *de Cond. indeb.*
(3) Dig., L. 9, § 3, *ad s. c. Macéd.*

rents, suivant la période du Droit que l'on étudie. Les rudes guerriers des premiers temps de Rome, adorateurs exclusifs de la force, devaient n'avoir qu'une méprisante pitié pour un sexe auquel sa faiblesse naturelle ne permettait pas de concourir à la défense de la patrie. Aussi, la femme était-elle frappée d'une incapacité juridique presque absolue dont aucun événement ne pouvait jamais la relever. Echappait-elle à la dépendance du chef de famille, elle tombait aussitôt sous la tutelle de ses agnats, sans l'autorisation desquels elle ne pouvait ni s'obliger, ni aliéner; ni même tester. Insensiblement, des idées plus équitables prévalurent, et la tutelle perpétuelle des femmes était devenue depuis longtemps illusoire, lorsque l'empereur Claude la supprima tout à fait. Les femmes purent dès lors valablement s'obliger. Cependant, toute intercession dans l'intérêt d'autrui leur fut formellement défendue par le s. c. Velléien qui fut rendu vers l'an 46 de notre ère. Ce sénatus consulte avait pour but évident de protéger la femme contre sa propre faiblesse; il rentrait dans des vues d'équité; aussi le Préteur se garda bien d'intervenir pour donner une efficacité quelconque à des engagements pris par la femme au mépris de cette prohibition. Il n'y avait pas ici de motif pour faire exception à la règle générale déjà citée, que celui qui peut opposer à l'action une exception perpétuelle, a le droit de répéter ce qu'il a payé par erreur.

Puisque la femme qui s'est engagée pour autrui n'est pas même tenu *naturaliter*, il n'y aura pas de compensation possible : il n'y aura pas lieu non plus, suivant nous, à un cautionnement, bien qu'à ce sujet des contestations se soient élevées. Le sénatus consulte annule

toute obligation, *totam obligationem*, il ne reste donc pas
même une obligation naturelle. Or, nous ne pouvons
pas admettre la possibilité d'un contrat accessoire là où
il n'y a pas de contrat principal (1).

§ 3. — *Obligations naturelles qui survivent aux obligations*
civiles repoussées par certaines exceptions perpétuelles.

En général, quand un débiteur obligé civilement peut
opposer une exception perpétuelle aux poursuites dirigés
contre lui par son créancier, cette exception paralyse
entièrement l'action à laquelle elle sert de défense, elle
en prévient tous les effets, et elle opère si énergiquement que ce qui aurait été payé par erreur pourrait
être répété. Il ne peut donc pas être, en général, question d'obligation naturelle là où le débiteur est protégé
par une pareille exception. C'est une règle certaine que
nous avons déjà eu l'occasion de rappeler, et dont il est
aisé de se rendre compte. On sait, en effet, que l'exception était le moyen le plus souvent employé à l'aide duquel le Préteur remédiait aux rigueurs du Droit civil.
Qu'une *condemnatio* dût, selon le Droit strict, être prononcée contre le défendeur, et que cependant, d'après
certaines circonstances particulières, une telle condamnation fût considérée comme inique, le Préteur interve-
nait; il ne se mettait pas en lutte ouverte avec le Droit
civil; il délivrait bien au demandeur l'action que ce
droit lui assurait; mais à la suite de l'*intentio* il ajoutait
une clause accessoire qui subordonnait la condamnation
au cas où telle circonstance exceptionnelle n'existerait

(1) Dig., L. 16, *ad s. c. Velleian.*

pas. C'est à cette clause qu'on donna le nom d'*exception*. D'après cela, on le voit, l'exception avait pour but de faire triompher l'équité ; et par conséquent, une fois admise, il y aurait eu inconséquence à considérer le débiteur qui en avait usé, comme tenu d'une obligation naturelle.

Au reste, quelque général qu'il fût, le principe que nous venons d'expliquer souffrait cependant quelques exceptions ; et il arrivait quelquefois que le débiteur qui pouvait repousser l'action de son créancier par une exception perpétuelle restait néanmoins obligé naturellement, de sorte qu'il ne pouvait pas répéter ce qu'il avait payé. Nous en avons déjà vu un exemple quand nous avons étudié les effets de l'incapacité d'emprunter dont les fils de famille avaient été frappés par le s. c. Macédonien. Cette dérogation à la règle générale n'est pas la seule ; nous citerons encore les suivantes : Et d'abord celle qui se trouve renfermée au Digeste, liv. II, tit. 2. Pour bien faire comprendre l'exception perpétuelle que créa l'Édit dont il est question dans ces textes, il est indispensable de poser une espèce. *Primus* vend à *Secundus* un cheval qui meurt avant que la tradition en ait été faite, mais sans qu'il y ait aucune faute à imputer au vendeur. *Secundus* l'acheteur n'en est pas moins tenu de payer le prix convenu. Cependant, et par une violation manifeste des règles du Droit, *Primus* est débouté de sa demande ; l'acheteur n'est pas condamné à payer. Si plus tard les situations sont interverties, que *Secundus* soit vendeur au lieu d'être acheteur, et que la chose vendue vienne aussi à périr avant la tradition, *Secundus* pourra opposer à l'action qu'exercera *Primus* contre lui en paiement du prix, l'exception de l'Édit : *quo jure usus* es *adversus me, eodem uti debet adversum te. Primus* échouera ainsi dans sa demande. Mais si, cependant, *Secundus* paie par erreur, il ne pourra pas répéter, parce qu'il reste toujours obligé naturellement (1). L'exception de cet Édit est donnée aussi contre le magistrat prévaricateur.

Le *bénéfice de compétence* nous offre un autre exemple de dérogation. Les commentateurs ont désigné aussi le privilége qu'avaient certains débiteurs d'exiger qu'ils ne fussent condamnés que jusqu'à concurrence du patrimoine qu'ils avaient au moment de la condamnation. Si, plus tard, le débiteur qui avait usé de ce bénéfice, s'enrichissait, il ne pouvait être contraint de parfaire le paiement, qu'il avait laissé incomplet; mais s'il payait par erreur, il ne pouvait pas répéter, parce qu'il continuait toujours à être obligé *naturaliter* (2).

Celui que la sentence du juge a reconnu n'être pas débiteur, celui auquel le demandeur a déféré le serment et qui a juré ne rien devoir, sont également protégés par une exception perpétuelle, l'un par l'exception *rei judicatæ*, l'autre par l'exception *jurisjurandi*, contre toute action nouvelle résultant de la même obligation. Or, bien qu'absous, le défendeur peut être, dans les deux cas, réellement débiteur. On peut donc se demander s'il ne reste pas obligé naturellement malgré les exceptions perpétuelles. Nous répondrions affirmativement si on devait confondre l'obligation naturelle avec l'obligation de conscience. Mais nous savons que dans le langage du Droit celle-là seule peut être appelée obli-

(1) Dig., L. 3, § 7.; *quod quisque juris.....*
(2) Dig., L. L. 8 et 9; *de Cond. indebit.*

gation naturelle qui produit quelques effets juridiques, que le Préteur, à défaut de Droit civil, y a attachés. Voyons donc si cette condition se réalise dans ces deux cas. La loi 43, au Dig., *de Cond. indeb.*, dit en termes formels que le défendeur qui, sur la délation du serment à lui faite par son adversaire, jure qu'il ne lui doit rien, est entièrement à l'abri de toute recherche, et que s'il paie il pourra répéter : *atque ita solutam pecuniam repeti posse dicendum est.* Il n'y a donc pas d'obligation naturelle.

Quant au débiteur qui a été injustement absous par le juge, la question est plus controversée ; cependant nous la décidons dans le même sens. Le désir de mettre un terme aux procès avait fait consacrer par les jurisconsultes romains ce principe : *res judicata pro veritate habetur.* Or, ils auraient manqué leur but s'ils avaient admis qu'une obligation naturelle pouvait survivre à la décision rendue par le juge. Il aurait fallu, en effet, constater si cette obligation naturelle alléguée par le créancier existait ou non, et on aurait dû remettre en question la contestation qui ainsi n'aurait plus eu de fin. Les textes semblent être en désaccord ; car, tandis que nous invoquons la loi 13 au Dig. (20-6), on peut nous opposer la loi 28 *de Condict. indeb.* Cette dernière loi dit que le débiteur injustement absous ne peut pas répéter : *judex si male absolvit et absolutus sua sponte solverit, repetere non potest;* et s'il ne peut pas répéter, c'est bien une preuve, dit-on, qu'il est obligé naturellement. Il est vrai que c'est un des caractères de l'obligation naturelle d'empêcher la répétition; mais il ne faut pas oublier qu'elle l'empêche, alors même que le débiteur a payé par erreur. Or, ici on semble écarter cette hypothèse,

puisqu'on suppose que celui qui a été absous à tort par
le juge a payé avec connaissance de cause, *sua sponte*,
c'est à dire en sachant bien qu'il était protégé par
l'exception de la chose jugée. Mais c'est une règle certaine que nul ne peut répéter ce qu'il paie quand il sait,
ou qu'il ne doit pas, ou qu'il est protégé par une exception perpétuelle (1). Si donc la répétition est interdite
dans le cas de la loi 28, ce n'est pas qu'il y ait une
obligation naturelle, c'est par application d'un autre principe de Droit.

§. 4. — *Obligations naturelles dérivant d'un devoir moral.*

Toute obligation naturelle, quelle qu'elle soit, repose
sur l'équité, c'est une condition de son existence. Chacune, par conséquent, peut être considérée comme dérivant d'un devoir moral dont le législateur a voulu assurer l'accomplissement à l'aide d'une sanction juridique. A
ce point de vue, notre quatrième source d'obligations naturelles se confondrait avec celles que nous avons déjà
indiquées. Nous avons pensé néanmoins qu'il convenait
de ranger dans une catégorie spéciale les obligations naturelles qui dérivent plus immédiatement de l'équité, telles que l'obligation de l'esclave affranchi envers son
ancien maître, et l'obligation de la mère au sujet de la dot
de sa fille

Lorsqu'un maître affranchissait un esclave, il lui faisait ordinairement prendre l'engagement de lui rendre
certains services, *operas præstare*. Mais ces services n'é-

---

(1) Dig., L. 50; *de Cond. indeb.*

taient pas dus de plein droit et en vertu de la loi. L'esclave n'y était obligé que lorsque son maître ne l'avait affranchi qu'à cette condition, et qu'il les lui avait fait promettre. A défaut de convention, le patron ne pouvait rien réclamer. Mais il pouvait arriver que l'affranchi s'acquittât spontanément de ces services; alors il était considéré comme ayant rempli un devoir que la reconnaissance lui imposait, comme ayant exécuté une obligation naturelle; aussi ne pouvait-il rien répéter, même en alléguant son erreur (1). Cette obligation naturelle était susceptible de produire tous les autres effets que nous avons signalés. Mais elle ne pouvait pas donner lieu à compensation, l'obligation de services étant, de sa nature, incompensable.

Le père de famille était tenu, au moins depuis les lois que fit Auguste pour multiplier les mariages, de doter ses filles; et celles-ci avaient même une action pour l'y contraindre (2). Il n'en était pas ainsi à l'égard de la mère; la fille n'avait aucune action pour se faire doter par elle. Mais la tendresse maternelle semble ici faire un devoir de ce qui n'est pas une obligation civile. Aussi la femme ne pouvait rien répéter de ce qu'elle avait donné en dot à sa fille, alors même qu'elle prétendait n'avoir donné que parce qu'elle s'y croyait obligée: *Sublata enim falsa opinione, relinquitur pietatis causa, ex qua solutum repeti non potest*(3). La mère est donc soumise dans ce cas à une obligation naturelle qui peut être novée, cautionnée..... Il n'y aurait pas, suivant nous, matière à compensation; car il n'y a de compensation possible que lorsque les

(1) Dig., L. 6, § 4, *de Cond. indeb.*
(2) Dig., L. 19 (23-2).
(3) Dig., L. 32, § 2, *de Cond. indeb.*

4

dettes sont déterminées, et il y aurait trop d'arbitraire à
fixer la dot due par la mère.

CHAPITRE IV.

MODES D'EXTINCTION DE L'OBLIGATION NATURELLE.

Nous venons, dans ce qui précède, d'étudier l'obligation naturelle dans son origine et dans ses caractères ;
nous avons ensuite indiqué les effets qu'elle produisait,
et les divers faits juridiques qui pouvaient lui donner
naissance ; il ne nous reste plus, pour épuiser notre
sujet, qu'à dire en quelques mots comment elle prenait
fin.

Comparée à l'obligation civile et aux effets qu'elle
produit, l'obligation naturelle, nous l'avons déjà dit,
n'est qu'une obligation imparfaite. De là cette conséquence
logique que tout fait qui avait la vertu de briser le lien
d'une obligation civile devait pouvoir briser aussi le lien
moins énergique se rattachant à une obligation naturelle.
En d'autres termes, ces deux obligations étaient susceptibles de s'éteindre par les mêmes modes. Cette matière
ne nous offre donc rien de particulier à l'obligation
naturelle, sujet de notre étude ; aussi nous abstiendrons-
nous d'entrer dans de plus grands détails qui grossiraient
inutilement notre travail. Nous nous contenterons de
faire une seule observation. On sait qu'on divisait
en deux classes bien distinctes les modes d'extinction
de l'obligation civile, suivant qu'ils dérivaient du Droit
civil ou du Droit Prétorien. Les uns opéraient *ipso jure,*
les autres *exceptionis ope* seulement ; c'est à dire que les
premiers anéantissaient, dans toute la rigueur du mot,

l'obligation, tandis que les seconds n'aboutissaient qu'indirectement à ce résultat; ils la laissaient subsister, et ce n'était qu'à l'aide d'une exception que le débiteur pouvait en parer les effets. Or, quand il s'agissait de l'extinction d'une obligation naturelle, cette distinction n'avait plus de raison d'être. Tous ces modes divers devaient avoir la même énergie. On comprend, en effet, que si un simple pacte, une convention passée en dehors de toutes les formalités requises par le Droit civil n'avait pas assez de force pour éteindre directement une obligation civile, il devait en être autrement quand il s'agissait d'une obligation étrangère au Droit civil. L'obligation naturelle n'était fondée que sur l'équité; elle devait pouvoir être dissoute par un simple moyen d'équité: *quod vinculum æquitatis, quo solo sustinebatur conventionis æquitate dissolvitur* (1).

De ce qu'un simple pacte réduisait à néant l'obligation naturelle, il résultait que le fidéjusseur qu'aurait donné, par exemple, un pupille s'obligeant sans l'autorisation de son tuteur, se serait trouvé libéré aussi bien que le pupille, par le pacte de remise fait en faveur de ce dernier.

(1) Dig., L. 95, § 4, *de Solution.....*

DROIT FRANÇAIS.

Des effets de la bonne foi sur les mariages nuls et annulés.

Notions historiques.

Toutes les fois que les tribunaux, mis en demeure de statuer sur la validité d'un mariage, en ont prononcé la nullité, en se basant sur ce qu'il avait été contracté au mépris des prohibitions de la loi, cette déclaration judiciaire détruit rétroactivement l'apparence de légitimité que la célébration avait pu donner à ce prétendu mariage. Il doit, à partir de ce moment, être réputé n'ayant jamais existé valablement même *in præteritum*, et il ne peut dès lors produire aucun des effets civils d'un mariage valable. Les époux seront donc tenus de se séparer; les enfants traités comme enfants incestueux, adultérins ou simplement naturels, suivant les cas. Les conventions matrimoniales n'auront pas les effets déterminés par le contrat. Les donations faites soit par l'un des époux à l'autre, soit par les tiers aux époux au à l'un deux, seront considérées comme non avenues. Ce sont là, en effet, autant de conséquences attachées ou mariage juridiquement valable, et qui ne sauraient survivre au jugement qui le déclare nul.

Cette sanction peut paraître rigoureuse, surtout à l'égard des enfants. Mais elle était indispensable. Source première de la famille, qui est elle-même le noyau des sociétés, le mariage est sans contredit une des institutions sociales les plus dignes par leur importance d'éveil-

ler la sollicitude du législateur. Elle mérite d'être réglée
avec un soin scrupuleux : et les règles une fois posées,
un puissant intérêt public commande d'en assurer à
tout prix l'éxécution, dût-on, pour atteindre ce but,
punir jusque dans les enfants la faute des parents, et
frapper ainsi des innocents dignes d'ailleurs, à tous
égards, d'une pitié profonde.

Régulièrement donc le mariage annulé ne doit produire aucun effet civil; mais l'équité exigeait que l'on se
départit de cette rigueur nécessaire, en faveur de la
bonne foi des époux ou de l'un d'eux. C'est le cas du
mariage putatif, matrimonium putativum, c'est à dire du
mariage *réputé* valable dans la pensée des parties ou de
l'une d'elles, qui ignoraient la cause de nullité. Un pareil
mariage doit inspirer quelque intérêt. Les époux, en
effet, sont irrépréhensibles, ou du moins bien excusables.
S'ils ont enfreint les défenses de la loi, c'est à leur insu;
ils entendaient contracter un mariage régulier, et tout
porte à croire que mieux éclairés sur leur situation respective, ils ne se seraient pas engagés dans une union
réprouvée par la loi. Il y aurait de l'injustice à les punir;
et le parti le plus sage est de faire produire à leur union
tous les effets d'un mariage valable. Cette dérogation à
la règle générale est pleine d'équité, de moralité; elle
est même, peut-on dire, dans l'intérêt bien entendu de
la société, qui doit s'estimer heureuse de voir des familles légitimes plutôt que des concubins et des bâtards,
partout du moins où elle n'a pas à craindre d'encoura-
ger le désordre et le libertinage. D'Aguesseau s'expri-
mait ainsi dans un de ses plaidoyers: « L'Église et l'État
» tiennent compte à ceux qui contractent un mariage de
» l'intention qu'ils avaient de donner des enfants légi-

» times à la République..... Un empêchement secret, un
» événement imprévu trompe leur prévoyance; on ne
» laisse pas de récompenser en eux, le vœu, l'apparence,
» le nom du mariage; et l'on regarde moins ce que les
» enfants sont, que ce que les pères avaient voulu qu'ils
» fussent. » (47ᵉ plaidoyer.)

Le Droit canonique s'inspirant de ces idées de justice,
consacra l'efficacité juridique du mariage putatif. Il
reconnaissait notamment la légitimité des enfants issus
d'une pareille union. On peut citer, entre beaucoup d'autres, le texte suivant : *cum inter L. virum et T. mulie-
rem divortii sententia canonice sit prolata, filii eorum non
debent exinde sustinere jacturam, cum parentes eorum
publice, sine contradictione ecclesiæ, inter se contraxisse
noscantur. Ideoque sancimus ut filii eorum quos ante divor-
tium habuerunt, et qui concepti fuerunt ante latam senten-
tiam, non minus habentur legitimi et quod in bona paterna
hæreditario jure succedant, et de parentium facultatibus
nutriantur* (1). La jurisprudence des Parlements se con-
forma à ces règles du Droit canonique, commentées et
développées par les jurisconsultes. Merlin cite de nombreux arrêts qui en sont autant de témoignages irrécu-
sables (2).

Quant au Droit romain, il est hors de doute que la
bonne foi y était prise en très grande considération. Il
est certain, en effet, que l'époux de bonne foi était
relevé des diverses condamnations encourues par ceux
qui contractaient des noces défendues; et que les diverses conventions matrimoniales étaient maintenues dans

(1) Décret. : *cum inter, qui filii sint legitimi.*
(2) Répert. Jurisp., vᵒ *Légitimité*, sect. 1, § 1.

leur intégrité (1). Mais jusqu'où s'étendait cette faveur accordée par les lois romaines à la bonne foi des époux qui avaient contracté un mariage nul? Allait-elle jusqu'à faire considérer comme légitimes les enfants nés de cette union? Merlin, Toullier, M. Vazeille et les autres auteurs modernes qui ont traité la question, semblent se prononcer dans le sens de la négative. Pour nous, nous adopterions de préférence l'opinion opposée.

On trouve dans le *Corpus juris civilis* deux textes placés, l'un au Digeste, l'autre au Code, et où il est question de l'influence qu'exerçait la bonne foi des époux sur l'état des enfants (2).

Le premier de ces textes est un rescript de Marcus et Lucius, dans lequel ces empereurs touchés de certaines circonstances qui avaient accompagné la formation d'un mariage incestueux, et dont l'ensemble attestait la bonne foi des contractants, usaient de leur pouvoir souverain pour légitimer les enfants qui en étaient nés. Nous reconnaissons toutefois que ce texte ne saurait être présenté par nous comme un argument sans réplique, car, sans qu'il soit nécessaire d'agiter ici la question si vivement débattue encore aujourd'hui de l'autorité des rescripts en général, il est évident que celui dont il s'agit en ce moment offre un caractère de spécialité qu'on ne peut méconnaître, et qui ne permet pas de le considérer comme une décision devant avoir force de loi dans tous les cas analogues. Mais il faut néanmoins convenir que c'était une grave autorité, et qu'elle dût

_____

(1) Dig., *de Incest. et inut. nupt.*, L. 4. — L. 18, *ad leg. Jul. de Adult.*

(2) Dig., L. 57, § 1, *de ritu nuptiar.* — Cod., L. 3, *Solut. matrim....*

nécessairement exercer une influence réelle sur les sen-
tences à intervenir.

La Loi *si ignorans...* au Code, prévoit une espèce
dans laquelle une femme aurait épousé un homme
qu'elle croyait libre, et qui cependant était esclave.
Sur cette croyance, le mariage ayant été contracté et
des enfants procréés, ces enfants étaient bien déclarés
libres, car ils suivaient la condition de la mère, mais ils
n'étaient pas admis aux honneurs de la légitimité, ils
restaient bâtards : *si ignorans servum ut liberum duxisti,
isque postea servus judicatus est, filii tui sparii-ingenui
intelliguntur.* Cette loi pourrait nous être opposée, puisque, tout en reconnaissant que les enfants seront libres,
elle ne les rend pas légitimes et ne leur donne pas de
famille. Toutefois, si on se rappelle quelle était la condition de l'esclave chez le peuple romain, on ne sera
pas surpris de ce résultat et on ne songera pas à s'en faire
une arme contre nous. Les esclaves, on le sait, n'avaient
pas d'existence juridique; ils n'étaient pas mis au rang
des personnes; on les considérait comme des choses qui
étaient dans le commerce, et dont on trafiquait. Les
enfants nés du commerce d'un esclave avec une personne même libre, venaient donc à la vie avec une souil-
lure originelle que rien ne pouvait effacer complètement;
et si, par faveur pour la liberté, on les regardait comme
libres, on ne pouvait pas aller jusqu'à proclamer une
légitimité qui aurait bouleversé si profondément toutes
les idées reçues. Il y avait donc, dans cette espèce, une
circonstance particulière qui devait paralyser les effets
produits, en général suivant nous, par la bonne foi des
époux.

Au reste, nous trouvons dans les commentaires de

Gaïus, des indications précieuses qui viennent, à notre avis, lever tous les doutes, et jeter un jour décisif sur la question qui nous préoccupe (1). Ce jurisconsulte suppose qu'un citoyen romain avait épousé une femme qu'il croyait citoyenne romaine, et qui en réalité était Latine ou Pérégrine. Le mariage n'était pas valable, puisque c'est une des conditions des *justes noces* que les deux époux soient citoyens romains, ou du moins aient le *jus connubii*. Les enfants ne tombaient donc pas sous la puissance de leur père, ils n'étaient même pas citoyens romains. Cependant les époux étaient admis à faire la preuve de leur bonne foi, *erroris probationem*, et, cette preuve faite, l'épouse et le fils devenaient citoyens romains, et la famille était constituée. Voilà bien les effets les plus énergiques dus à la bonne foi des époux. Mais Gaïus va plus loin encore. Dans le cas que nous venons d'examiner, le mariage nul à l'origine à raison du vice qui l'entachait, se trouve validé postérieurement ; or, on pourrait penser que sans cette circonstance, c'est à dire si le mariage était frappé d'une nullité qui ne pût pas se couvrir, comme dans le cas d'inceste, par exemple, il en serait autrement, et que dans cette hypothèse, quelle que fût la bonne foi des parties, le prétendu mariage ne produirait aucune espèce d'effets. Les derniers mots du § 67 nous apprennent qu'il n'en était pas ainsi. Gaïus y suppose que la femme épousée comme citoyenne romaine était non plus Latine ou Pérégrine, mais *Dédilice*, et il nous dit que la bonne foi des époux produira néanmoins les mêmes effets que dans le cas précédent, à cela près, cependant, que la

(1) Gaïus, I, §§ 67-68.

femme ne devient pas citoyenne romaine. La femme reste Déditice; or, si le *jus connubii* était accordé quelquefois à des Latins ou à des Pérégrins, il ne pouvait jamais l'être à des Déditices. Il n'y avait donc pas de mariage dans l'espèce; et nous avons ainsi l'exemple d'un cas où la bonne foi a pour effet de légitimer les enfants, bien que l'union dont ils sont le produit reste nulle comme contractée en violation de la loi. C'est absolument, on le voit, l'hypothèse de ce qu'on a appelé mariage putatif. A l'autorité de Gaïus vient s'ajouter celle d'Ulpien, qui, prévoyant la même espèce, adopte la même décision (1).

Les jurisconsultes romains avaient donc compris, eux aussi, que l'équité commandait d'avoir égard à la bonne foi des époux qui avaient contracté une union défendue, et qu'il fallait en leur faveur faire fléchir la juste sévérité des sanctions légales.

Lorsque les rédacteurs du Code Napoléon traitèrent la matière si importante des nullités du mariage et de leurs conséquences, la maxime que le mariage putatif a le même effet, pour assurer l'état des époux et des enfants, qu'un mariage véritablement légitime, était depuis longtemps passée dans nos mœurs et appliquée par les tribunaux. Elle était trop sage, et trop équitable pour qu'ils pussent un seul instant hésiter à la consacrer. Aussi la trouve-t-on reproduite dans les art. 201 et 202 de notre Code. L'art. 201 porte: *Le mariage qui a été déclaré nul, produit néanmoins les effets civils, tant à l'égard des époux qu'à l'égard des enfants, lorsqu'il a été contracté de bonne foi.* L'art. 202 ajoute: *Si la bonne foi*

(1) Ulp., *regul.*, tit. 7.

n'existe que de la part de l'un des deux époux, le mariage ne produit les effets civils qu'en faveur de cet époux et des enfants issus du mariage.

Nous allons successivement examiner quelles conditions doivent être remplies pour qu'il y ait mariage putatif, et quels sont les effets que ce mariage produit, sous l'empire de notre législation.

CHAPITRE Ier.

DANS QUELS CAS Y A-T-IL MARIAGE PUTATIF?

Le Code Nap., dans les art. 201 et 202 dont nous venons de rapporter les termes, n'exige qu'une seule condition pour qu'un mariage annulé soit réputé mariage putatif et en produise tous les effets. Il faut et il suffit que les deux époux ou l'un d'eux seulement soient de *bonne foi*. Mais dans quelles circonstances les époux doivent-ils être regardés comme étant de bonne foi? quels sont les caractères de cette bonne foi? — Peut-elle résulter d'une erreur de droit aussi bien que d'une erreur de fait? — A quel moment, enfin, doit-elle exister chez les époux pour que ceux-ci puissent s'en prévaloir et jouir de la faveur que la loi lui accorde? — Ce sont là autant de questions qui ont été diversement résolues, et sur lesquelles nous devons de toute nécessité prendre parti, si nous voulons nous faire une idée juste de ce qu'on doit entendre dans notre législation par un mariage putatif.

I. — Les anciens jurisconsultes qui ont écrit sur la matière avaient recherché avec un soin minutieux les éléments constitutifs de la bonne foi, et presque tous s'étaient ralliés à cette définition du mariage putatif donnée par Hertius: *matrimonium putativum est quod bona fide et solemniter, saltem opinione unius conjugis justa, contractum inter personas jungi vetitas consistit.*

Ils enseignaient donc que trois conditions étaient nécessaires pour qu'il y eût mariage putatif: la bonne foi, *bonna fides;* la solennité dans l'acte, *solemnitas,* et enfin une erreur excusable, *opinio justa.* Telle était l'opinion généralement reçue dans la doctrine; telle était aussi celle que les tribunaux appliquaient dans leurs décisions.

Les rédacteurs du Code ont gardé un silence absolu sur les signes auxquels on devrait reconnaître la bonne foi des époux; ils se sont contentés de l'exiger comme une condition nécessaire. Ce silence a été interprété de deux façons différentes. Il signifie, suivant les uns, que notre législateur n'a voulu apporter aucune modification aux règles suivies sous l'empire du Droit précédent, et que par conséquent, dans sa pensée, il ne devrait y avoir mariage putatif que là où se rencontreraient la bonne foi, la solennité dans l'acte, et l'erreur excusable, trois circonstances dont le concours serait indispensable. D'autres ont pensé, et nous partageons leur sentiment, que si le législateur n'a pas été plus explicite c'est qu'il a compris combien il était difficile, pour ne pas dire impossible, d'embrasser dans une nomenclature, quelque soin d'ailleurs qu'on mit à la dresser, les éléments si divers qui peuvent, suivant les circonstances, constituer la bonne foi. Profondément pénétré de cette pensée, plutôt que d'entreprendre une tâche si difficile à mener à bonne fin, il a mieux aimé s'en rapporter à l'appréciation

des tribunaux, leur laissant le soin de peser attentive-
ment les divers faits de chaque cause, avec cette prudente
réserve qui fut toujours un des attributs du bon magistrat. Fidèle donc à l'esprit de la loi, qui a voulu se montrer indulgente pour des infractions dont les auteurs
n'ont pas eu conscience, le juge devra rechercher et
rechercher uniquement si l'époux avait la pensée que le
mariage qu'il contractait était vraiment valable devant
la loi. Mais cette pensée erronée, pour être prise en considération, doit être *raisonnable*. Il est, comme nous
aurons occasion de le redire, de ces grands principes
admis dans toutes les sociétés civilisées ou qui intéres-
sent à un haut degré la constitution politique d'un Etat,
dont nul ne peut prétexter ignorance. Ainsi, on devrait
regarder, comme inadmissible, la bonne foi de celui qui
viendrait soutenir qu'il ne savait pas que la loi défend
de contracter un second mariage avant la dissolution du
premier. Il en serait de même de celui qui se serait con-
tenté de se marier à l'Eglise. En dehors de ces cas et
autres semblables, l'erreur doit être excusée sans qu'on
ait à examiner si les trois conditions requises autrefois
se trouvent réunies.

Ainsi, d'après la définition donnée par Hertius, la
solennité de l'acte serait une condition nécessaire, et par
la solennité du mariage, on doit entendre l'observation
de toutes les formalités requises pour sa célébration.
Cette doctrine compte encore aujourd'hui de nombreux
partisans, qui n'hésitent pas à soutenir que les époux ne
peuvent pas légalement et dans le sens des art. 201 et
202 être réputés de bonne foi, si, par exemple, on n'a
pas fait de publications, ou s'il n'y a eu que trois témoins
au lieu de quatre, ou bien encore si on s'est adressé à

un officier civil incompétent. Nous avons à peine besoin de dire que nous repoussons ce système absolu, qui aboutit à des résultats si contraires au véritable esprit de la loi. Une femme trompée par un homme déjà marié, l'épouse dans l'ignorance où elle est de son premier mariage. Cet homme, pour mieux assurer le succès de son odieux projet, prend toutes ses mesures pour empêcher des publications qui pourraient mener à la découverte de la vérité. Le mariage est célébré. Plus tard, la femme voit briser une union que la loi condamne; et lorsque, forte de sa bonne foi, elle viendrait devant les tribunaux réclamer un adoucissement à un malheur immérité, on lui opposerait, comme fin de non-recevoir insurmontable, quoi! l'absence de publications, c'est à dire les manœuvres mêmes à l'aide desquelles on l'a trompée plus sûrement! Ce serait une iniquité révoltante que le législateur n'a pas pu avoir un seul instant la pensée de consacrer.

Sans doute, nous en convenons, le défaut de publications est bien propre à faire naître la présomption que les contractants connaissaient les empêchements qui ont amené l'annulation de leur mariage, et qu'ils ne s'en sont dispensés que dans le but précisément de prévenir les oppositions. Mais nous demandons que cette présomption ne soit pas invincible, et qu'elle puisse succomber devant des preuves ou de plus fortes présomptions contraires.

II. — Les articles 201 et 202 sont conçus en termes généraux, et n'exigent que la bonne foi; or, la bonne foi peut résulter d'une ignorance de droit aussi bien que d'une ignorance de fait; ces articles sont donc également

applicables à l'une et à l'autre. D'ailleurs, et à un autre
point de vue, ces articles sont placés dans le chapitre
même qui traite des causes de nullité pour vices de droit,
et c'est un motif de supposer que, dans la pensée du
législateur, ils devaient s'appliquer à tout mariage
annulé même par suite de l'un de ces vices, et en vertu
des autres articles qui précèdent. Cependant, la plupart
des auteurs enseignent que la bonne foi ne peut légalement s'appuyer que sur une erreur de fait; et la principale raison qu'ils donnent à l'appui de cette doctrine,
c'est que *nul n'étant censé ignorer la loi*, l'erreur de
droit ne saurait être un motif suffisant d'excuse. Il est
vrai que nul n'est censé ignorer la loi; c'est là une
maxime qui nous vient du Droit romain, et que toutes
les législations ont reproduite à son exemple. L'intérêt
social le veut ainsi. Mais ce n'est après tout qu'une fiction trop souvent en désaccord avec la réalité, et dont il
faut par conséquent renfermer l'application dans les
limites que la raison prescrit. Or, il est une distinction
qui a été adoptée par tous ceux qui ont écrit sur l'erreur de droit, et qui est trop équitable pour que personne puisse se refuser à l'admettre (1). Les préceptes
de la loi naturelle sont gravés dans tous les cœurs; il
ne faut, pour s'en instruire, que rentrer en soi-même,
et consulter sa propre raison. On ne peut donc les ignorer
que par une négligence coupable, et dès lors cette
ignorance ne doit jamais pouvoir servir d'excuse. Ce
que nous disons du Droit naturel s'applique également
aux dispositions du Droit civil qui ne font que l'adopter
ou le confirmer.

(1) Merlin, Rép. Jurisp., v° *Ignorance.* — Dissertat. de M. Bressol-
les, *Revue de Législation*, 1843, T. I et II.

À l'égard du Droit civil proprement dit, il faut encore distinguer. Parmi ses dispositions, il en est d'une importance exceptionnelle qui touchent à des intérêts d'ordre public, et dont il faut assurer la rigoureuse application. Celui qui viole ces préceptes est, sans doute, bien moins répréhensible que celui qui enfreint la loi morale ou naturelle, et à ce titre, il devrait peut-être être traité avec une sévérité moins grande ; mais comme l'infraction qu'il a commise est de nature à mettre en péril le corps social tout entier, c'est en vain qu'il essaiera de se retrancher derrière sa bonne foi ; il ne saurait échapper à la sanction de la loi, si ce n'est dans certains cas bien rares où son ignorance devrait être considérée comme réellement invincible.

Quant aux lois qui ont pour objet de régler les rapports des citoyens entre eux, et qui rentrent dans ce qu'on appelle le Droit privé, l'intérêt général n'étant plus en jeu, rien n'empêche plus qu'on cherche à concilier dans l'application la maxime, que nul n'est censé ignorer la loi, avec les exigences toujours respectables de l'équité. Remarquons d'ailleurs que cette règle de Droit ne se trouve nulle part érigée en présomption irréfragable, et qu'ainsi la distinction que nous proposons ne vient contrarier aucun texte de loi. Au reste, il faut l'avouer, la ligne de démarcation entre les lois d'intérêt public et les lois d'intérêt purement privé sera parfois difficile à établir ; mais il est impossible de fixer des règles à ce sujet : Ce sera aux magistrats à s'inspirer des circonstances et à prononcer.

Nos contradicteurs ont dit encore, s'emparant d'une loi romaine, que l'erreur de droit ne pouvait pas être prise en considération parce qu'on a toujours le moyen

de s'en garantir en s'informant, en consultant (1). A
cette objection la réponse est facile. Et d'abord, on se
tromperait étrangement si, sur la foi du texte de la loi
qu'on nous oppose, on s'imaginait que chez les Romains
l'erreur de droit ne servait jamais d'excuse. Mais,
quelle que fût la théorie du Droit romain sur ce point,
notre législateur savait bien qu'on ne s'informe, qu'on
ne consulte que lorsqu'on doute, et il était trop juste
pour frapper sans pitié celui qui plein de confiance a
contracté un mariage sans avoir le moindre soupçon du
vice qui le rend annulable. Ne peut-il pas arriver d'ailleurs qu'il s'adresse à des personnes capables de le ren-
seigner, et que celles-ci, gagnées par celui qui veut à tout
prix le mariage, le trompent sur les conséquences légales
du fait qu'il leur signale.

L'erreur de droit n'est donc pas plus exclusive de la
bonne foi que l'erreur de fait. Elles peuvent, l'une et
l'autre, suivant les circonstances, être invoquées à l'effet
de jouir de la faveur dont le législateur entoure le mariage putatif. Il existe, cependant, entre ces deux sortes
d'erreur, une différence essentielle qu'il importe de faire
ressortir.

Il est généralement reconnu que c'est la bonne foi qui
est présumée. Par conséquent, lorsqu'il s'élevera un
débat dans lequel les deux adversaires prétendront,
l'un que le mariage doit produire les effets civils par
suite de la bonne foi, l'autre, que ce mariage a été contracté avec pleine connaissance de la nullité de la part
des époux, ce sera à ce dernier de prouver que la bonne
foi n'existait pas. On doit, en effet, présumer ce qui

(1) Dig., L. 9, § 3, de Jur. et fact. ignor.

est de règle et non ce qui est d'exception ; or, le crime, la fraude, c'est l'exception. On pourrait, il est vrai, à l'appui de l'opinion contraire, raisonner ainsi : Le mariage déclaré nul ne produit aucun effet civil, telle est la règle ; les art. 201 et 202 établissent une véritable exception à cette règle ; c'est donc à la partie qui l'invoque de justifier qu'elle remplit les conditions exigées à cet effet par la loi. Cette objection ne manque pas de gravité ; elle ne saurait cependant nous déterminer à embrasser une opinion qui nous paraît contraire à l'esprit de la loi. La pensée qui animait à ce sujet le législateur se trouve suffisamment révélée dans plusieurs articles du Code, et notamment dans les art. 1116 et 2268. Dans toutes les circonstances, la mauvaise foi doit être prouvée par celui qui l'allègue.

Ce que nous venons de dire ne doit s'appliquer qu'à l'erreur de fait. A l'égard de l'erreur de droit, on suit une règle toute différente. C'est à celui qui l'invoque qu'incombe le soin d'en faire la preuve. La présomption, qui dans le cas précédent combattait en faveur de celui qui arguait de sa bonne foi, se tourne ici contre lui. C'est, en effet, un principe incontesté et qui forme la base première de toute législation, comme nous l'avons dit, qu'au moyen de la promulgation d'une loi tous sont réputés connaître ses dispositions. Cette présomption n'est sans doute pas invincible ; mais c'est à celui contre qui elle s'élève de la renverser.

III. Il n'en est pas de la bonne foi requise dans le mariage, comme de la bonne foi nécessaire pour l'acquisition des fruits. Celle-ci ne produit son effet qu'autant qu'elle dure. D'après l'art. 549, Code Nap., il ne suffit pas au possesseur non propriétaire d'avoir été mis de bonne foi en possession de la chose, il faut qu'il possède de bonne foi actuellement, au moment où il recueille. Dans le mariage, au contraire, il suffit que la bonne foi existe au commencement; il faut, dit l'article 201, que le mariage ait été *contracté de bonne foi.* La connaissance du vice de son contrat, après qu'il aurait eu lieu, ne priverait donc pas l'époux de la faveur de la loi. Le législateur a pensé, dit avec raison M. Solon, que forcer un époux à rompre violemment des liens que l'habitude et la cohabitation avaient pu lui rendre chers, c'était exiger trop de la faiblesse humaine; c'était mettre en opposition son intérêt et sa conscience; c'était outrager la loi naturelle pour rendre hommage à la loi civile (1).

Telle est la décision qui nous paraît la plus conforme à la fois au texte et à l'esprit de la loi. Mais devons-nous l'admettre dans toute sa généralité et l'appliquer à tous les cas possibles; ou bien faut-il distinguer, avec Delvincourt et Toullier, entre les différentes causes de nullité dont le mariage peut être entaché? (2) Nous adoptons cette dernière opinion. S'il s'agit de nullités susceptibles d'être repoussées par une fin de non recevoir, comme le défaut d'âge ou le défaut de publicité de la célébration, les époux peuvent rester unis, et le mariage produira tous ses effets même après la cessation de la bonne foi. Mais si l'empêchement que les époux découvrent est un de ces empêchements, tels que la bigamie et l'inceste, qui sont écrits dans la conscience humaine

(1) Solon, *Théorie de la Nullité...*, t. ii, n° 197.
(2) Delvincourt, t. 1, p. 71, note 5, Toullier, t. 1, n° 656.

avant de l'être dans la loi, les époux doivent se séparer immédiatement; et si, restant sourds à la voix de la nature, ils continuent à cohabiter, il ne faut pas qu'ils puissent ajouter au scandale d'une cohabitation monstrueuse le scandale plus grand peut-être encore d'obtenir en justice une faveur dont ils se sont rendus indignes. Leur union cessera de produire tout effet civil du moment même où ils en auront connu le véritable caractère.

Toutefois, nous ne nous le dissimulons pas, cette distinction que recommandent des noms qui font autorité, est loin de pouvoir défier la critique. Les auteurs qui se refusent à l'admettre, et le nombre en est grand, lui reprochent d'être arbitraire, de violer le texte de la loi, et cela pour arriver, disent-ils, à cet affligeant résultat de faire deux ou même trois catégories parmi les enfants également conçus pendant l'existence légale du mariage : les uns légitimes, les autres incestueux ou adultérins, ceux-là simplement naturels! Est-il d'ailleurs facile au conjoint, ajoute-t-on, de se soustraire aussitôt à la force ou à l'ascendant de l'autre époux; et n'y aurait-il pas une sévérité exagérée à le punir de n'avoir pas eu le courage de rompre sans délai toutes relations, alors surtout qu'il pouvait craindre de compromettre celui dont il avait, de longues années peut-être, partagé le sort ! Toutes ces considérations, auxquelles on pourrait en joindre bien d'autres, ont assurément leur valeur; et elles sont de nature, nous l'avouons, à faire naître le doute et l'hésitation. Mais la morale est au-dessus de tout; les lois positives, les considérations secondaires doivent s'incliner devant elle; là où sa voix se fait entendre, il n'est pas d'exigence si respectable qui puisse prévaloir; et c'est surtout dans un intérêt social bien

— 70 —

compris qu'il importe d'en conserver avec un soin jaloux la pureté intacte.

Au reste, il faut le dire, les résultats quelquefois re-
grettables que pourrait entraîner notre système, seront
le plus souvent prévenus par la circonspection avec
laquelle les juges admettront chez les époux la connaissance du vice qui entache leur union. Il ne suffira pas,
en effet, que quelque indice vague, quelque probabi-
lité ait trouvé accès auprès d'eux. Il faudra une de ces
preuves décisives, convaincantes, devant lesquelles le
doute ne soit plus possible.

IV. Dans les observations qui précèdent, nous avons,
nous l'espérons du moins, caractérisé la bonne foi exigée
par les art. 201 et 202 du Code Napoléon. Nous devons
maintenant, pour achever de répondre à la rubrique de
notre chapitre, traiter une question qui a été vivement
débattue.

L'art. 201 porte que tout mariage qui a été *déclaré nul*
sera considéré, sous la seule condition de la bonne foi des
contractants, comme mariage putatif. Le Code, on le
voit, s'exprime d'une façon tout à fait générale. Ses termes embrassent tous les cas, et repoussent toute distinction entre le mariage nul *ab initio* et le mariage simplement annulable. Il faut donc reconnaître que le mariage
pleinement nul est susceptible, tout aussi bien que le
mariage annulable, de constituer un mariage putatif.
L'esprit de la loi est ici d'accord avec son texte. Quelle
est, en effet, la règle de nos deux articles? C'est une disposition d'humanité, de pitié pour le malheur, d'excuse
pour l'erreur; or, pourquoi le législateur se préoccupe-
rait-il moins, par exemple, de la bonne foi de la femme

qui épouse par erreur un mort civilement, que de la
bonne foi de celle qui épouse par erreur un individu
déjà marié ? On n'aperçoit aucun motif de régler diffé-
remment ces deux cas.

Cependant, Merlin et M. Zachariæ enseignent que le
mariage vraiment existant et simplement annulable est
le seul qui puisse former un mariage putatif (1). D'après
ces auteurs, si complète que puisse être la bonne foi des
parties, si excusable que soit leur erreur, leur union ne
peut produire aucun effet civil, lorsqu'elle ne réunit pas
les trois conditions essentielles à l'existence même du
mariage.

La question a été agitée surtout à l'occasion du mort
civilement. On sait que la mort civile, qu'une loi toute
récente, mais non encore promulguée, fait disparaître
de nos Codes, avait pour effet de rendre celui qui en était
frappé incapable de donner le consentement requis par
l'art. 146 du Code Napoléon, de sorte que le mariage
qu'il contractait devant un officier civil, simple apparence dépourvue de réalité aux yeux de la loi, était non
pas seulement annulable, mais encore nul, inexistant.
On s'est demandé si ce mariage apparent pouvait recevoir
le bénéfice de l'art. 202 et produire ainsi les effets légaux en faveur de la femme de bonne foi et des enfants.
Les deux auteurs que nous avons déjà cités se prononcent
pour la négative. Nous devons répondre en quelques
mots aux principaux arguments qu'ils ont fait valoir à
l'appui de leur opinion. L'un de ces arguments peut se
réduire à ces termes bien simples. Le néant ne saurait
produire aucun effet, *quod nullum est nullum producit*

(1) Merlin, Quest., v° *Légitimité*, § 5, Zachariæ, t. III, p. 243-244.

effectum; or, le mariage nul n'a du mariage que le nom, il n'existe pas et n'a jamais existé juridiquement; par conséquent, il serait illogique de prétendre qu'il pût constituer un mariage putatif et en produire les effets. Quand il s'agit d'un mariage annulable seulement, on comprend qu'il n'en soit plus de même. Car un pareil mariage produit des effets jusqu'au jour où la nullité en est judiciairement prononcée. Ces effets, il est vrai, l'annulation qui rétroagit, en règle générale, les fait évanouir; mais on s'explique facilement que la loi, en faveur de certaines circonstances particulières, ait voulu les *conserver*. Or, cette pensée de *conservation*, qui est celle de la loi, ne peut s'appliquer au mariage nul, qui, lui, n'a jamais rien *produit.*

Cette argumentation repose, on le voit, sur cette idée, que la loi a bien pu maintenir les effets vraiment produits, qui, d'après les principes, devraient disparaître par l'annulation du mariage, mais qu'elle n'a pu aller jusqu'à les créer au profit d'une union, qui rigoureusement n'en peut produire aucun. Cela revient à poser une limite infranchissable à la puissance du législateur. Or, on ne voit pas très bien comment celui-ci, qui dans bien des circonstances n'a pas reculé devant des fictions contraires à la réalité, ne pourrait pas ici faire subsister les effets légaux au profit d'une union qui n'est pas un véritable mariage civil.

Évidemment, il le peut; rien n'aurait su l'en empêcher; et la meilleure preuve qu'on en puisse donner, c'est qu'il l'a fait en acceptant même le système que nous combattons. Dans ce système, en effet, nous l'avons dit, on reconnaît que le mariage annulable et annulé produit les effets civils dans le cas de bonne foi. Or,

quelle est la véritable nature juridique d'un pareil mariage ? Est-ce qu'il est permis de le considérer comme
réellement distinct des mariages soit valables, soit pleinement nuls ? Evidemment non. Jusqu'à l'annulation,
il est efficace ni plus ni moins que le mariage régulier,
il est dans la même catégorie que lui; et s'il diffère de
ce dernier, c'est uniquement en ce qu'il peut un jour
être exclu de cette catégorie, comme n'ayant jamais eu
le droit d'y être. Une fois qu'il est annulé, rendu *nul*, il
tombe dans la classe de tous les mariages nuls et leur est
complètement assimilé, puisqu'en vertu de la décision
judiciaire qui le frappe, il n'est pas même regardé
comme ayant été valable momentanément. Et pourtant,
s'il y a bonne foi, ce mariage, qui en Droit a toujours
été nul, produira les effets d'un mariage valable. Donc,
il y a là des résultats produits sans qu'il ait jamais
existé aucun principe producteur; il y a là des effets
dont la cause efficiente se trouve *uniquement* dans le *sic
volo sic jubeo* du législateur. Il y a là fiction légale, *création* et non pas seulement *conservation,* ainsi que le pré-
tendent nos contradicteurs (1).

Tenons donc pour certain que le législateur, en vertu
de sa toute-puissance, pouvait très bien attacher des
effets civils même aux mariages absolument nuls. Mais
ce qu'il pouvait faire, l'a-t-il fait en réalité. — Le texte
de l'art. 201 semble ne devoir permettre aucun doute à
ce sujet. Car non seulement on y trouve les expressions
les plus générales, mais encore, loin de donner à penser
qu'il veut et qu'il veut uniquement conserver un état
de choses préexistant, cet article dit que le mariage

(1) Marcadé, tom. 1, art. 202.

produira...., c'est à dire qu'il admet expressément l'idée de création.

On a soutenu néanmoins que le législateur n'avait pas eu l'intention que nous lui attribuons; et pour le prouver, on a argumenté de la place même que les art. 201 et 202 occupent dans le Code. Le chapitre IV, dit-on, qui énumère les divers cas de nullité du mariage, s'applique exclusivement aux mariages simplement annulables; donc les art. 201 et 202 qui en font partie ne s'appliquent aussi qu'à ces mariages. C'est là, nous le disons tout de suite, une proposition erronée. Mais serait-elle aussi vraie qu'elle est fausse, la conclusion qu'on en tire serait loin d'avoir la puissance sur laquelle on semble compter. En effet, le Cod. Nap., on le sait, si digne d'ailleurs d'admiration à tant de titres, ne doit pas être considéré comme un chef d'œuvre de classification: il a encouru à ce sujet des reproches mérités; et par conséquent c'est une argumentation presque toujours périlleuse, et contre laquelle on doit se tenir en garde, celle qui repose sur la place qu'une disposition de loi occupe dans le Code. Mais il y a plus. Il n'est pas vrai que le chapitre IV ne s'applique, comme on l'a dit, qu'aux mariages annulables. Car, sans entrer dans de longs développements sur ce point, il est certain que les art. 194 à 200 s'occupent des manières de prouver la célébration du mariage; or, ces textes s'appliquent évidemment aux mariages valables, annulables et nuls, indistinctement, puisque la célébration est un fait qui se réalise pour les uns et pour les autres.

Enfin, et ceci portera le dernier coup au système opposé, dans une discussion du Conseil d'État relative au sort du mariage contracté par un mort civilement,

quelques conseillers soutenant un article destiné à orga-
niser une action en nullité contre ce mariage, MM. *Tron-
chet* et *Regnault* firent observer avec raison que l'un des
contractants étant légalement mort, il y aurait contra-
diction à supposer à son mariage aucun effet vis à vis
des tiers et que la loi ne peut pas même reconnaître ses
enfants. « Cependant, répond M. *Réal*, l'état de ses
enfants pourrait être assuré par la bonne foi de l'autre
époux » (1). La justesse de cette observation, loin d'être
contredite, fut implicitement reconnue ; et c'est à tort
qu'on a cru en affaiblir l'importance en argumentant
de la suppression de l'article à l'occasion duquel elle fut
faite.

Tout prouve donc que les mariages nuls et ceux simplement annulables doivent sans distinction produire
les effets civils d'un mariage régulier, quand les contractants ont été de bonne foi.

CHAPITRE II.

QUELS SONT LES EFFETS DU MARIAGE PUTATIF ?

Nous venons de voir dans quels cas et sous quelles
conditions il y a mariage putatif. Nous devons maintenant indiquer les effets qu'il produit. Ici encore nous
rencontrerons des questions d'une haute importance sur
lesquelles on est loin d'être d'accord ; il est bon d'indiquer, tout de suite, quelles idées générales devront nous
guider, lorsque nous en rechercherons la solution.

Tout mariage nul ou annulé, mais contracté de bonne

(1) Locré, *Législ. civile*, t. IV, p. 369, 370.

foi, produit les effets d'un mariage valable dans l'intervalle entre la célébration et la déclaration judiciaire de
nullité. Cette déclaration une fois intervenue, il ne produit plus aucun effet, mais les effets déjà produits lui
survivent, grâce à la faveur de la loi, et sont à toujours
maintenus. On peut, en toute vérité, comparer le mariage putatif à un mariage valable dont la déclaration
de nullité viendrait opérer la dissolution. Nous devrons
donc lui attribuer les mêmes effets qu'on attribuerait à
un mariage, valable d'après les principes, qu'un divorce
viendrait rompre au moment que la nullité est déclarée.

C'est sous l'influence de cette règle principale que
nous allons examiner les effets du mariage putatif, en
nous occupant séparément, pour faciliter l'exposition ,
des enfants, des époux, et des tiers.

§ I. — *Des effets du mariage putatif à l'égard des
enfants.*

1. Les enfants issus d'un mariage putatif sont assi-
milés sous tous les rapports aux enfants nés d'un légitime mariage. Ils peuvent, dès lors, invoquer toutes les
prérogatives que la loi réserve à ces derniers, et cela
non seulement à l'égard de l'époux de bonne foi, mais
aussi à l'égard de celui qui est de mauvaise foi. C'est là
un point qui ne peut plus être contesté. M. *Portalis* s'en
est expliqué formellement dans l'Exposé de motifs devant le Corps législatif; et le texte des art. 201 et 202
est suffisamment explicite à ce sujet. Il est certain que
la loi a voulu traiter les enfants avec toute la faveur
possible. Ils porteront donc le nom de leur père; ils suc-
céderont à l'un et à l'autre époux , et aussi aux parents

de l'un et de l'autre, car, en leur qualité d'enfants légitimes, ils font partie des deux familles. Ils pourront aussi invoquer les art. 913 à 915 et 921, et intenter ainsi l'action en réduction contre les libéralités qui excéderaient les mesures établies par ces divers articles.

Remarquons enfin qu'ils exerceraient tous ces droits quand même ils se trouveraient en concours avec des enfants nés d'un mariage véritablement légitime. Ils auraient les uns et les autres les mêmes droits; car ils ont le même titre.

II. Lorsque la nullité du mariage provient de l'état de mort civile de l'un des conjoints, quelques-unes des règles qui précèdent soulèvent dans leur application des difficultés assez graves.

Dans ce cas, de l'avis de tous les auteurs, si on en excepte cependant Delvincourt, les enfants ne peuvent pas succéder à celui des conjoints qui est mort civilement. C'est, en effet, un principe bien certain, qu'une succession ne peut passer d'un individu à un autre qu'autant qu'il y a d'abord capacité de recueillir chez l'héritier, puis, chez celui qui laisse cette succession, capacité pour transmettre. Or, dans l'espèce, si les enfants peuvent recueillir, l'époux frappé de mort civile ne peut pas transmettre, puisque l'art. 25 l'en déclare incapable. Sans doute, ces enfants se rattachent légalement à leur auteur, puisqu'en vertu de la bonne foi de l'autre époux ils sont réputés légitimes à l'égard de l'un et de l'autre; mais cette bonne foi n'existant pas précisément chez le mort civilement, le mariage pour lui ne produit aucun effet civil; il ne saurait, par conséquent, le relever de l'incapacité qui le frappe. Les enfants et la veuve qui, elle aussi, ainsi que nous le verrons, peut avoir des droits sur la succession de son mari; n'auront donc d'autre ressource que la disposition de l'art. 33, qui permet au gouvernement de faire des biens du mort civilement telles dispositions que l'humanité lui suggérera.

Si l'on est à peu près d'accord pour reconnaître que les enfants nés du mariage contracté par un mort civilement n'ont aucun droit, malgré les art. 201 et 202, sur les biens laissés à son décès par cet auteur, il est loin d'en être de même quand on examine si ces enfants pourront ou non prétendre à la succession des parents du mort civilement.

Cette question est une des plus délicates que nous connaissions, et nous comprenons à merveille qu'elle puisse tenir longtemps les esprits en suspens. Pour nous, après de longues hésitations, forcés enfin de nous prononcer, nous nous rallions à l'opinion de ceux qui enseignent l'affirmative, c'est à dire que nous pensons que les enfants pourront succéder aux parents de l'auteur mort civilement. Voici les raisons qui nous déterminent à embrasser cette opinion. D'abord, elle est la plus favorable aux enfants, et à ce titre elle nous paraît celle qui répond le mieux aux vues du législateur en cette matière. En second lieu, les enfants, nous le savons, se rattachent à leur père, bien qu'il soit mort civilement, et aussi aux parents de ce père; ils ont vis à vis de tous pleine capacité de recueillir les successions qu'ils peuvent laisser; et si cette capacité reste sans effet lorsqu'il s'agit de succéder au père, c'est que celui-ci demeure, nonobstant le mariage, incapable de transmettre. Mais ses parents n'étant pas frappés de la même incapacité, et laissant dès lors une véritable succession, il n'y a pas de motif pour priver les enfants du droit de venir la recueillir.

Maintenant, répondrons-nous aux innombrables arguments que l'on a dirigés contre cette solution ? Nous le pourrions, nous le croyons du moins, car, sans rien nous dissimuler de leur gravité, il nous semble qu'il n'en est aucun de réellement invincible. Mais une pareille tâche nous entraînerait beaucoup trop loin. Contentons-nous de faire observer à ceux qui accumulent avec complaisance les contradictions qu'ils présentent comme autant de conséquences forcées de notre opinion, qu'il n'y a rien là, après tout, de bien étonnant, puisque dans cette matière on marche constamment de fictions en fictions. Or, si le législateur dans sa puissance illimitée peut méconnaître à son gré la réalité, il n'est pas en son pouvoir de la changer ; il ne peut pas faire que ce qui a été n'ait pas été. Si donc, il lui arrive quelquefois de sacrifier la réalité et de méconnaître son importance, c'est bien vainement. Car, les faits conservant leur empire indestructible en dépit des prescriptions légales, viennent jeter le désordre et la confusion dans l'application des théories juridiques.

III. Le mariage nul contracté de bonne foi est assimilé par la loi, avons-nous dit, au mariage valable, et en produit tous les effets. Or, le mariage valable légitime les enfants nés du commerce antérieur des époux, il doit donc en être de même du mariage putatif.

. Sous l'ancien Droit, l'opinion contraire avait prévalu ; et elle compte encore aujourd'hui quelques partisans. Cependant, l'art. 201 dit que le mariage contracté de bonne foi produit les effets civils *à l'égard des enfants*, sans distinction aucune entre les enfants nés avant et les enfants nés depuis la célébration du mariage. Il est vrai : que l'art. 202 ne parle que des enfants *issus du mariage*. Mais l'objection qu'on puise dans ce texte nous touche peu. N'est-il pas évident, en effet, que c'est dans l'ensemble des deux articles qu'il faut chercher la pensée du législateur sur les effets du mariage putatif; et non isolément dans les derniers mots du second. D'ailleurs, voyez à quelle conséquence ridicule on serait amené, si en persistait à interpréter judaïquement l'art. 202. Il faudrait dire que si l'enfant naturel ne peut pas être légitimé dans le cas de l'art. 202, il le serait dans le cas de l'article 201 ? En vérité, le motif de la différence serait bien difficile à saisir. La disposition principale, essentielle, qui règle les effets du mariage putatif, est dans l'art. 201 ; quant à l'article suivant, il a un but spécial, il est dirigé contre l'époux de mauvaise foi ; et tout donne à penser que les termes n'en ont pas été employés dans un sens restrictif. Enfin, l'art. 198, dans lequel se retrouvent les mots de l'art. 202, dont on argumente contre nous, prouve bien que ces mots ne doivent pas être pris à la lettre.

Objectera-t-on encore que la bonne foi n'existant pas dans un commerce illicite, les enfants qui en sont le fruit ne sauraient être admis à invoquer la faveur de la loi. A cela nous répondrons que la seule condition exigée pour l'application de l'art. 201, c'est la bonne foi *au moment* où le mariage est contracté. Il s'agit, nous le savons, d'une union qui blesse les lois de la morale ; mais cette considération n'a pas empêché le législateur de consacrer la légitimation par le mariage subséquent;

Pourquoi aurait-il fait une différence entre le cas où ce mariage subséquent est valable et celui où il est putatif? Peut-être, ce mariage nul, mais contracté de bonne foi, n'aura-t-il eu lieu que dans le but précisément de légitimer les enfants que les époux auraient eus d'un commerce antérieur? Pourquoi tromper une espérance si douce et si morale à la fois!

Si les enfants sont non pas simplement naturels, mais adultérins ou incestueux, il est bien évident qu'ils ne seraient pas légitimés par un mariage putatif. Ce mariage produit bien, croyons-nous, les mêmes effets qu'un mariage régulier, mais il ne saurait opérer plus énergiquement. Si ces enfants peuvent quelquefois se trouver *légitimes*, ils ne peuvent jamais, par aucun moyen, être *légitimés*.

§ 2. — *Des effets du mariage putatif à l'égard des époux.*

A l'égard des époux, les effets du mariage putatif diffèrent suivant que la bonne foi se rencontre chez l'un et l'autre ou chez l'un d'eux seulement.

I. Lorsque les conjoints sont tous deux de bonne foi, le mariage produit, en ce qui les concerne, tous les effets civils, soit dans leurs rapports avec leurs enfants, soit dans leurs rapports réciproques.

Ils pourront donc invoquer les diverses dispositions du titre neuvième, qui règlent la puissance paternelle, et exercer ainsi sur la personne ou sur les biens de leurs enfants les droits d'éducation, d'administration et d'usufruit légal qui sont autant d'attributs de cette puissance. En cas de prédécès du père, l'exercice de ces droits, si on en excepte celui d'administration des biens qui change de nature, passe à la mère.

Nous savons que les enfants succèdent à leurs parents ; par une juste réciprocité, qui est d'ailleurs une conséquence des principes, ceux-ci auront, sur les biens de leurs enfants prédécédés, les droits que les art. 746-749 assurent aux père et mère légitimes.

Les conventions matrimoniales des époux et les donations qu'ils ont pu se faire par contrat de mariage, reçoivent leur entière exécution. La femme reprend les biens qu'elle a apportés en dot, soit qu'elle fût mariée sous le régime dotal proprement dit, soit qu'elle eût adopté le régime exclusif de communauté.

Si le régime adopté par les époux est la communauté soit légale, soit conventionnelle, on se conformera, lorsqu'on voudra procéder à la liquidation et au partage, au principe général que nous avons posé au commencement de ce chapitre. On supposera que le jugement, au lieu d'annuler le mariage, l'a seulement dissous ; et les droits respectifs des parties seront déterminés comme si, en effet, la communauté elle-même s'était dissoute à partir de ce jugement.

Nous disons à partir du jugement, car nous pensons qu'il n'y a pas lieu d'appliquer ici l'art. 1445 du Code Napoléon, d'après lequel le jugement qui prononce la séparation de biens, remonte, quant à ses effets, au jour de la demande. En principe, on le sait, tout jugement, en matière civile, produit un effet rétroactif au jour même de la demande ; et la raison de ce principe est facile à apercevoir. La sentence, en m'adjugeant mes conclusions, prouve que j'étais dans mon droit lorsque j'ai formé la demande. Mes réclamations étaient jus-

tes ; le défendeur a eu tort de ne pas vouloir les accueil-
lir ni leur donner satisfaction, il doit m'indemniser du
préjudice qu'il m'a causé par le retard illégitime qu'il a
mis à exécuter son obligation. C'est là évidemment une
règle tout équitable ; mais elle doit cesser d'être appliquée, dans tous les cas où la loi elle-même fait un
devoir au défendeur de résister à l'action dirigée contre
lui, et où elle lui interdit tout acquiescement. Le défendeur, en acceptant le combat qu'on lui offre, ne fait
alors qu'obéir aux injonctions de la loi ; on ne peut donc
le punir pour être descendu dans l'arène judiciaire ; or,
c'est précisément ce qui se présente toutes les fois que
la validité d'un mariage est en question, comme aussi
dans tous les procès en séparation, soit de corps, soit
de biens. L'autorité judiciaire a seule qualité pour annuler un mariage et pour prononcer une séparation. Le consentement mutuel des parties est insuffisant pour produire de pareils résultats (1). De tout ce que nous venons
de dire, il résulte que dans tous les procès de cette nature, la règle, le droit commun est que le jugement ne
devra produire ses effets qu'à partir du moment où il est
rendu. Il est vrai que l'art. 1445, apportant une dérogation au droit commun, déclare que le jugement de
séparation de corps remontera, quant à ses effets, au
jour de la demande. Mais c'est là, nous le répétons, une
disposition exceptionnelle, et à ce titre elle ne doit pas
être étendue au delà des cas formellement prévus par
la loi. D'ailleurs, il serait facile de prouver que cet article n'a été édicté que pour le cas où la dissolution de la
communauté est elle-même l'objet direct et principal

(1) Code Napoléon, art. 307, 1445, alinéa 2.

d'une demande fondée sur le désordre des affaires du mari. Or, dans le mariage putatif, il n'en est pas ainsi ; la dissolution de la société pécuniaire n'a lieu que par suite et comme conséquence de la cessation de l'union des époux. Par conséquent, cette dissolution ne pourra avoir lieu que du jour de la déclaration de nullité, époque jusqu'à laquelle le mariage continue à subsister. Remarquons enfin que décider autrement reviendrait à dire que l'effet peut précéder la cause.

Nous n'avons pas besoin d'insister pour faire ressortir l'importance du point que nous venons de traiter. L'intervalle, qui sépare une demande du jugement, est parfois assez long ; or, pendant tout ce temps, des biens susceptibles de tomber dans la masse commune peuvent échoir aux époux ; il faut bien savoir si ces biens doivent, en effet, être considérés comme biens communs.

Les donations, que les époux ont pu se faire par contrat de mariage, sont, avons-nous dit, maintenues, et produisent tout leur effet ; mais il doit être bien entendu qu'elles ne se réaliseront qu'aux mêmes époques, et sous les mêmes conditions que si le mariage eut été valable. Ainsi, les donations de biens à venir faites en vertu de l'art. 1093, ne seront recueillies par le donataire qu'à la mort de l'époux donateur, et sous la condition du prédécès de celui-ci.

Quand au préciput conventionnel, qui, aux termes de l'art. 1516, doit être considéré non pas comme une libéralité, mais comme clause à titre onéreux, il sera aussi maintenu comme toutes les autres conventions du contrat. Mais l'époux préciputaire ne pourra exercer son droit qu'après la mort de son conjoint, car, l'art. 1517 nous le dit expressément, la mort naturelle ou civile peut seule donner ouverture au préciput. Toutefois, si les époux avaient stipulé, comme ils en ont la faculté, que le droit au préciput s'ouvrirait par la dissolution de la communauté, ce serait au moment de la déclaration de nullité du mariage que le bénéficiaire viendrait l'exercer.

Le mariage putatif produisant, à l'égard des époux, tous les effets d'un mariage valable, il n'est pas douteux qu'ils ne puissent réciproquement invoquer, vis à vis l'un de l'autre, le droit de successibilité établi par l'art. 767. Mais il faut supposer, pour que notre proposition soit exacte, que la déclaration de nullité du mariage n'a eu lieu qu'à une époque postérieure au décès du conjoint dont la succession est ouverte. Si le mariage avait été annulé avant ce décès, le conjoint survivant ne pourrait pas venir succéder, car l'art. 767 accorde ce droit non pas à celui qui *a été* l'époux légitime du défunt, mais à celui qui a cette qualité au moment où la succession s'ouvre. On opposerait en vain à cette décision l'exemple des gains de survie et de l'institution contractuelle, qui, nous le savons, peuvent produire tous leurs effets, même quand l'événement dont ils dépendent ne se réalise qu'après la dissolution du mariage. Il ne s'agit pas, en effet, ici d'un droit basé sur une stipulation expresse ou tacite des parties. Il n'y a rien de contractuel dans la vocation purement légale dont il est question. C'est une dévolution de biens que la loi pouvait régler à son gré. Or, le texte de l'art. 767 ne permet d'élever aucun doute sur sa volonté à ce sujet.

II. — Nous venons de supposer que les deux époux étaient de bonne foi, voyons maintenant ce qui arrivera quand l'un d'eux seulement remplira cette condition. Pour déterminer, dans ce cas, les droits respectifs de chacun, on appliquera, non plus l'art. 201, mais bien l'art. 202. Le mariage ne produira ses effets civils qu'en faveur de l'époux de bonne foi; quant à son conjoint, il ne sera pas recevable à s'en prévaloir.

A l'égard des enfants, la puissance paternelle soit sur leur personne, soit sur leurs biens, doit alors appartenir à l'époux de bonne foi, quel qu'il soit, à la mère donc, à l'exclusion du père, si c'est elle qui est de bonne foi; et qu'on ne nous oppose pas les art. 373 et 384, qui n'accordent ce pouvoir à la mère qu'après la dissolution du mariage; car le mariage est dissous.

L'époux de mauvaise foi ne succédera pas à ses enfants, quoique ceux-ci puissent lui succéder. C'est une exception à la réciprocité ordinaire du droit de successibilité. Mais rien ne s'oppose à ce que les parents même de l'époux de mauvaise foi, succèdent aux enfants, puisque nous savons que les enfants leur succèdent. On ne doit pas même en excepter le cas de mort civile; car on se rappelle, que, d'après l'opinion adoptée par nous, les enfants du mort civilement, bien qu'ils ne puissent pas succéder à celui-ci, n'en ont pas moins le droit de venir à la succession de ses parents.

En ce qui concerne les rapports mutuels des époux, il est évident que celui qui est de bonne foi peut seul invoquer les effets civils du mariage; et comme rien ne l'empêche de renoncer à la faveur que la loi lui fait, il peut à son gré demander que les biens communs soient partagés, comme produits d'une société ordinaire, pour prendre une part proportionnelle à sa mise, ou se prévaloir des effets civils, pour partager la communauté comme telle, d'après les règles du Code, ou d'après les clauses du contrat.

Mais quel que soit le parti auquel il s'arrête, il ne peut pas diviser son option. S'il demande, par exemple, l'exécution du contrat de mariage qui stipule une communauté conventionnelle, il doit le prendre tout entier et en exécuter toutes les stipulations. Il serait, on le sent bien, trop inique de lui permettre de scinder le contrat et d'exiger ainsi l'exécution des clauses avantageuses, avec la faculté de rejeter celles qui lui seraient préjudiciables.

Cette règle de corrélation, d'indivisibilité, n'est pas applicable aux avantages stipulés dans le contrat. L'époux de bonne foi pourra seul et pourra toujours réclamer ceux faits à son profit, alors même qu'ils seraient réciproques, à ceux dont on prive le conjoint de mauvaise foi. On aperçoit facilement le motif qui, dans ce cas, fait fléchir la règle générale. Les différentes clauses d'un contrat sont véritablement la cause et les conditions les unes des autres : il y a là un caractère tout commutatif, c'est le *do ut des*. Au contraire, la gratuité, la bienfaisance est la cause prédominante, essentielle de toute libéralité; cette cause suffit pour la maintenir, alors même qu'une autre libéralité stipulée réciproque n'aurait pas son effet. La volonté souvent manifestée du législateur a été de ne jamais considérer la libéralité faite par une personne, comme ayant sa cause dans la libéralité dont cette personne est à son tour l'objet, mais dans la pensée de procurer un service. On peut citer, en exemple, les art. 299 et 300. Ces articles, qui sont placés au titre du divorce, et dont une jurisprudence à peu près unanime depuis ces dernières années, étend l'application au cas de séparation de corps, portent que l'époux contre lequel le divorce a été prononcé perd tous ses droits aux avantages stipulés en sa faveur dans le contrat de mariage, tandis que son conjoint conserve ceux qui lui ont été faits.

Si on appliquait dans toute sa rigueur à la femme de mauvaise foi, le principe qu'à son égard le mariage ne produit aucun effet civil, il faudrait dire qu'elle a perdu le droit, vis à vis de son mari de bonne foi, de renoncer à la communauté; car la faculté de renonciation, exorbitante du droit commun, est un effet du mariage. Cependant, M. Zachariæ pense qu'elle la conserve, et nous adoptons cette opinion (1). La faculté de renoncer, en effet, a été donnée à la femme comme compensation indispensable au droit exorbitant dont jouit le mari dans sa gestion; or, ici, les droits du mari étant aussi étendus, il faut bien prémunir la femme contre le mauvais usage qu'il en peut faire. D'ailleurs, l'art. 1453, dans lequel se trouve écrit le droit pour la femme de renoncer à la communauté, prouve assez quelle importance le législateur attachait à ce droit de renonciation, puisqu'il frappe de nullité toute convention ou déclaration par laquelle la femme, soit dans son contrat, soit dans le cours de la communauté, s'en dépouillerait à l'avance.

Avant de passer aux effets du mariage putatif à l'égard des tiers, nous devons dire quelques mots d'un cas par-

---

(1) Zachariæ, T. iii, p. 248.

ticulier qui présente des difficultés assez sérieuses, et
qui à ce titre mérite de fixer notre attention. Nous voulons parler du cas où la cause de la nullité du mariage
provient d'un précédent mariage encore existant. Cette
hypothèse se réalisant, plusieurs époux également légitimes peuvent réclamer en même temps contre un même
individu les effets civils de leurs mariages. Or, comment
parviendra-t-on à vider ce conflit d'intérêts opposés,
mais également respectables ? A l'aide de quels moyens
pourra-t-on les concilier ?

Il n'est guère possible, on le comprend aisément, de
tracer d'avance des règles invariables sur cette situation
extraordinaire et compliquée, qui met en présence plusieurs contrats de mariage à la fois. Les solutions dépen-
dront en grande partie des stipulations qui auront été
faites dans les contrats. Mais si les mariages successifs
ont été contractés sous le régime de la communauté, que
fera-t-on de cette communauté? — Toutes les épouses,
sans exception, y auront des droits plus ou moins étendus. La première, en effet, celle dont l'union a été ré-
gulière, peut prétendre que sa communauté ne s'est pas
plus dissoute que son mariage, par la polygamie de son
époux, et qu'il n'a pas été possible à d'autres femmes,
quelle qu'ait été d'ailleurs leur bonne foi, d'y acquérir
aucune participation à son préjudice. Les autres soutien-
dront, avec non moins de raison, que leur bonne foi a
la vertu de les faire concourir à la communauté que le
premier mariage a commencée, et que chacune d'elles
ayant pu contribuer par sa fortune, son industrie ou son
économie, pendant sa cohabitation, à l'accroissement
de la communauté, doit en retirer une part. C'est, en
effet, un point incontestable ; voyons donc comment on

devra s'y prendre pour liquider la communauté et fixer la part qui revient à chacune des épouses.

La difficulté s'est présentée vers la fin du XVIᵉ siècle, devant le Parlement de Paris (1). Un homme, engagé dans les liens du mariage, avait contracté successivement deux autres mariages, le premier subsistant toujours, avec des femmes de bonne foi. A la mort de cet homme, un procès s'engagea entre les trois femmes qui se disputaient les biens entrés dans la communauté. Le Parlement de Paris, saisi du litige, rendit, le 7 juillet 1584, un arrêt dans lequel les réclamations des trois prétendantes étant reconnues fondées, on procédait ainsi à la liquidation de la communauté. Les acquisitions faites pendant la durée de la cohabitation avec chaque femme furent considérées comme le résultat d'une société telle qu'elle aurait pu exister entre deux personnes étrangères, et les bénéfices furent ainsi partagés, non pas selon les règles de la communauté conjugale coutumière, mais selon les règles spéciales de la société.

Plusieurs auteurs modernes approuvent cette solution, et recommandent de l'appliquer dans les cas analogues (2). Nous ne partageons pas leur opinion. Il est certain, en effet, que cette manière de procéder porte atteinte aux droits de la seconde et de la troisième femme; car leur mariage étant réputé légitime, elles peuvent, si leurs intérêts le leur conseillent, réclamer, quant aux biens, les effets, non pas d'une société ordinaire, mais de la communauté conjugale.

Voici, à notre avis, le système le plus conforme aux principes de notre législation en matière de mariage

(1) Charondas, *Réponses*, liv. VIII, ch. 17.
(1) Toullier, T. 1, n° 665. — Duranton, T. 11, n° 373.

putatif. Pour plus de clarté, prenons une espèce.

Titius marié en communauté avec *Prima*, et se trouvant en possession d'un fonds social de 30,000 fr., épouse avec communauté également *Secunda*, qui verse 20,000 fr. dans la caisse commune. Le nouveau mariage dure deux ans, pendant lesquels la nouvelle communauté réalise une économie de 5,000 fr. Voyons comment se régleront les comptes. On devra commencer par fixer la part de *Prima*, dont le mariage est le premier en date, et pour y arriver, il faudra évidemment supposer pour un moment que le second mariage n'a jamais eu lieu et que toutes les circonstances qui l'ont accompagné ne se sont pas réalisées. On soustraira donc de la somme totale 55,000 fr., les 20,000 fr. versés par *Secunda*, plus la somme de 2,000 fr., qui représente la part de bénéfices proportionnels en résultant. Il reste ainsi 33,000 fr., dont *Prima* prendra la moitié, soit 16,500 fr., si elle est mariée en communauté légale. Si elle est mariée en communauté conventionnelle, elle prendra la fraction stipulée dans le contrat.

Passons maintenant à *Secunda*. Nous la supposons de bonne foi; par conséquent, son mariage doit produire tous les effets d'un mariage régulier. Or, lorsqu'elle s'est mariée avec *Titius*, celui-ci avait une somme de 30,000 fr. sur laquelle elle a dû nécessairement compter pouvoir prendre un jour sa part; et le mariage préexistant qu'elle ne connaissait pas ne saurait empêcher la réalisation de l'espérance légitime qu'elle avait conçue. Sans s'arrêter donc à la liquidation des droits de *Prima*, on attribuera à *Secunda* la moitié de la somme totale, 55,000 fr., trouvée dans la communauté au décès du mari. Elle aura ainsi, pour sa part, une somme de 27,500 fr., laquelle réunie aux 16,500 fr. pris par *Prima*, réduira la part des héritiers de *Titius* à la somme de 11,000 fr. Si *Secunda* était mariée sous le régime d'une communauté conventionnelle, elle prendrait la part convenue dans le contrat ; et dans ce cas, bien entendu, elle pourrait, si elle y avait intérêt, renoncer à son contrat pour s'en tenir à la somme de 20,000 fr. versée par elle, jointe aux 2,000 fr. de bénéfices proportionnels. Ainsi, si le contrat de mariage ne lui attribuait qu'un cinquième de la communauté, elle pourra très bien, renonçant aux effets légaux du mariage, prendre la somme de 22,000 fr., au lieu des 11,000 fr. seulement auxquels son contrat lui donnerait droit. La part de *Secunda* devrait toujours être fixée de cette dernière manière, si elle était de mauvaise foi.

Le résultat que nous venons d'indiquer pour *Secunda* serait identiquement le même, si, au lieu de la mort de *Titius*, c'était l'annulation du second mariage qui eût amené la dissolution de la communauté. Mais, dans ce cas, *Prima*, elle, n'aurait rien à prendre, la communauté continuant d'exister entre *Titius* et elle.

Si, au lieu de deux femmes, qui, dans l'espèce choisie par nous, se trouvent en concours, il y en avait un plus grand nombre, ce qui ne peut se présenter que bien rarement, on suivrait, dans la liquidation des droits de chacune d'elles, un procédé analogue à celui que nous venons d'employer. Ce cas ne saurait présenter plus de difficulté. Ajoutons, en terminant, que si les biens communs étaient épuisés avant l'entier désintéressement de toutes les femmes, celle qui éprouverait ainsi un préjudice exercerait sur les biens personnels de son conjoint une récompense égale à ce préjudice.

Il peut encore arriver, dans le cas de bigamie, que deux épouses, l'une légitime, l'autre putative, se présentent ensemble pour invoquer le droit de succession sur les biens du mari. Cette hypothèse pourra se réaliser toutes les fois que le second mariage n'aura pas encore été annulé à la mort de ce dernier. Nous pensons que les deux femmes devront alors se partager la succession par moitié. Elles se présentent au même titre ; elles doivent donc avoir les mêmes droits, et concourir ensemble, comme feraient deux enfants nés de ces deux mariages.

§ 3. — *Des effets du mariage putatif à l'égard des tiers.*

Les art. 201 et 202 sont conçus en termes absolus. Le mariage annulé, y est-il dit, produira tous les effets civils d'un mariage valable, sous la condition de la bonne foi des époux ou de l'un d'eux. Il est donc incontestable que le mariage putatif peut être opposé aux tiers absolument comme un mariage régulier, de même qu'il est pris avec ce caractère quand il s'agit de régler les rapports réciproques des membres de la famille. C'est ainsi que la femme, si elle est de bonne foi, a l'hypothèque légale que l'art. 2121 donne à toute femme mariée sur les biens de son mari, pour la garantie de ses droits. C'est ainsi encore que le défaut d'autorisation maritale pourra être opposé par la femme de bonne foi aux tiers qui auraient contracté avec elle pendant l'existence du mariage putatif. Le mari a aussi le même droit quand il est de bonne foi.

Aucun dissentiment sérieux ne saurait s'élever sur ces divers points ; mais il n'en est plus de même, et des difficultés réelles se rencontrent lorsqu'on recherche si les donations faites par des tiers aux époux ou à l'un d'eux, par contrat de mariage, doivent ou non être maintenues quand le mariage est putatif ; ou bien encore, si la donation faite à un tiers par l'un des époux, avant son mariage et à une époque où il n'avait pas d'enfants, est ou non révoquée par la survenance d'un enfant issu du mariage putatif.

Nous allons terminer notre travail par la discussion de ces deux questions importantes.

I. La donation, faite dans le contrat de mariage, par un tiers à l'époux, peut être une donation de biens présents ou seulement une donation de biens à venir. Nous devons examiner successivement ces deux hypothèses ; et dans chacune d'elles, nous aurons encore à distinguer entre le cas où l'époux donataire est de bonne foi, et celui où il est de mauvaise foi ; car cette circonstance, on le comprend, peut exercer une grande influence sur la décision à prendre.

1° *Donation de biens présents.* — Si l'époux au profit de qui la donation de biens présents a été faite est de bonne foi, il n'est pas douteux que cette donation ne doive être maintenue. Cet époux, en effet, doit être traité comme si le mariage était parfaitement régulier et valable ; or, il est certain que s'il en était ainsi, la donation à lui faite serait à l'abri de toute querelle.

Ainsi, point de difficulté lorsque l'époux donataire est de bonne foi. Mais la question devient singulièrement embarrassante, quand on suppose que l'époux gratifié était de mauvaise foi au moment où le mariage a été contracté. Devra-t-on, alors, conserver la donation ?

devra-t-on, au contraire, la révoquer ? Il y a, dans cette hypothèse, entre l'illégitimité des époux et la légitimité du conjoint et des enfants, un conflit bien propre à jeter dans l'indécision.

A l'appui de l'opinion qui déclare la donation révoquée, les raisons se présentent en foule. En voici quelques-unes. Aux termes de l'art. 1088 du Code Napoléon, toute donation faite en faveur du mariage est caduque, si le mariage ne s'ensuit point. Or, dans notre hypothèse, le mariage n'existe pas à l'égard de l'époux donataire, puisqu'il est de mauvaise foi ; par conséquent, lorsque le donateur viendra lui réclamer les biens qu'il lui a donnés, il ne pourra pas lui opposer un mariage que personnellement il ne lui est jamais permis d'invoquer. Sans doute, la donation, par cela seul qu'elle figure dans un contrat de mariage, doit être censée faite en faveur de l'autre époux et des enfants, mais il n'en est pas moins vrai que c'est le mari par dessus tout qui a été gratifié ; et si celui-ci perd le droit de conserver les biens donnés, nul ne doit pouvoir en empêcher le retour entre les mains du donateur. Il doit d'autant plus en être ainsi, peut-on ajouter, que ces biens, si on déclare la donation maintenue, resteront entre les mains du mari, qui en sera le maître absolu, qui pourra les vendre, les dissiper follement sans profit pour sa famille ; de sorte qu'il profitera ainsi, lui seul, d'une donation qu'il n'a obtenue qu'à l'aide d'une indigne supercherie.

Ces diverses considérations ont assurément une grande force ; cependant, l'intérêt que doivent inspirer l'époux de bonne foi et les enfants, nous détermine en faveur du maintien de la donation. Aussi bien, les partisans de l'opinion contraire sont dans l'impossibilité de nous op-

poser un argument juridique qui soit vraiment concluant.
Celui qu'ils font reposer sur l'art. 1088 est loin de présenter ce caractère décisif. Car, s'il est vrai que le mariage doive être considéré comme n'ayant jamais existé
à l'égard du mari de mauvaise foi, il n'en est pas de
même en ce qui touche la femme et les enfants. Pour
ceux-ci, il y a eu véritablement mariage légitime, et,
par conséquent, on ne peut pas dire d'une manière absolue que le mariage, en considération duquel la donation
a été faite, n'a pas eu lieu. L'art. 1088 devient ainsi
inapplicable. La donation a été faite en vue du mariage,
nous le reconnaissons ; mais ce mariage s'est réalisé, la
condition voulue par la loi est remplie ; la donation doit
donc être inattaquable. Si la révocation devait avoir
pour effet de punir, et de punir seulement l'époux de
mauvaise foi, nous l'accepterions volontiers. Mais, derrière cet époux, n'y a-t-il pas les enfants et ne doit-on
pas reculer devant la possibilité de faire retomber sur
ceux-ci les conséquences d'une faute dont ils sont innocents? Le père, nous le savons, restera en possession
des biens provenant de la donation, et il pourra arriver
qu'il en dépouille sa famille par un moyen quelconque ;
mais est-il donc impossible que, repentant d'une première faute, il ne songe qu'à la faire oublier par la tendre sollicitude avec laquelle il veillera sur la personne
de ses enfants et sur les biens qui doivent leur revenir
un jour. On peut ajouter enfin, en faveur de notre opinion, que le donateur est dessaisi.

Il y aurait bien un moyen de concilier sous quelques
rapports les intérêts qui se heurtent ; ce serait de rendre
les biens au donateur, à la charge par lui de les resti-
tuer aux enfants pour le cas où   accepteraient la suc-

cession de leur auteur. Mais ce terme moyen contre lequel il y aurait encore beaucoup à dire, est inadmissible sous l'empire de la législation qui nous régit.

2° *Donation de biens à venir.* — Laissons de côté le cas où l'époux à qui la donation a été faite est de bonne foi; car, alors, il est certain qu'il n'y a pas lieu à révocation; et supposons tout de suite que l'époux gratifié est de mauvaise foi. Quel sera, dans cette hypothèse, le sort de la donation de biens à venir?

La donation de biens à venir, qu'on continue à désigner quelquefois encore sous le nom impropre aujourd'hui d'*institution contractuelle*, et qui n'est possible que par contrat de mariage, est présumée faite, l'art. 1082 nous l'apprend, non seulement à l'époux donataire, mais aussi aux enfants nés du mariage, à tel point que même dans le silence des parties, ceux-ci sont appelés à en profiter toutes les fois que le donateur survit au donataire. Cela posé, on peut distinguer : ou bien le donateur aura survécu au donataire; ou bien, au contraire, il sera mort le premier.

En cas de survie du donateur, nous ne croyons pas qu'on puisse contester la parfaite validité de la donation. Les enfants, quand le moment en sera venu, c'est à dire, au décès du donateur, se présenteront pour recueillir, de leur propre chef, en vertu de l'art. 1082, les biens compris dans la donation; et nous ne voyons pas sur quel motif sérieux on pourrait se baser pour repousser leur demande. Ce ne serait pas évidemment l'illégitimité du mariage qu'on pourrait alléguer; car le mariage illégitime, il est vrai, à l'égard de l'époux donataire, est parfaitement légitime à l'égard des enfants. La donation doit donc être maintenue.   7

La seconde hypothèse est plus embarrassante. Alors, en effet, c'est l'époux de mauvaise foi lui-même qui vient recueillir la donation, et on peut lui opposer l'illégitimité incontestable, par rapport à lui, de son mariage. Ainsi se représentent avec toute leur force les objections que l'on peut faire valoir en faveur de la révocation, en pareille circonstance, de la donation de biens présents. Mais ces objections, dont nous nous sommes plu d'ailleurs à reconnaître la gravité, ne nous ont pas empêché, on peut se le rappeler, de nous prononcer pour le maintien de la donation de biens présents. Or, elles ont certainement moins de puissance quand il s'agit d'une donation de biens à venir. Car, c'est surtout d'une pareille donation qu'on peut dire qu'elle a pour but d'atteindre les enfants par-dessus l'époux donataire, puisqu'il peut arriver que ces enfants la recueillent sans que leur auteur en ait du tout profité. C'est donc aussi plus que jamais le cas d'empêcher que la mauvaise foi de l'époux ne puisse nuire aux enfants. Il faut, par conséquent, maintenir la donation de biens à venir, comme nous avons maintenu la donation de biens présents.

Quelques auteurs, qui se prononcent comme nous dans le sens du maintien de la donation de biens à venir, enseignent que même dans le cas où le donataire de mauvaise foi survit au donateur, les enfants doivent venir recueillir la donation au décès de ce dernier et à l'exclusion de leur auteur. Cette solution serait peut-être préférable, à certains égards, à celle que nous avons adoptée; mais il est, suivant nous, impossible de l'admettre sans violer des principes incontestables de notre droit.

Que fait-on, en effet, dans ce système?.... On com-

mencé par écarter l'époux donataire, non pas, comme
le dit à tort M. Duranton (1), à cause de son indignité,
car il n'y a pas d'indignité possible en matière de donations faites en faveur du mariage (art. 959), mais parce que le mariage n'existant pas pour lui, la condition
sous laquelle la donation lui a été faite ne s'est pas
accomplie. L'époux de mauvaise foi ainsi exclu, on
appelle les enfants à recueillir. Mais à quel titre ces
enfants se présenteront-ils? MM. Duranton et Demolombe répondent qu'ils viendront en qualité de substitués; car il y a toujours, disent-ils, une substitution
sous-entendue en leur faveur, dans l'institution contractuelle (2). Or, cette idée de substitution nous parait complètement fausse. On distingue, en effet, on le sait, deux
sortes de substitués, les substitués fidei-commissaires et
les substitués vulgaires. Il faudrait donc que les enfants
pussent être compris dans une de ces deux catégories de
substitués. Mais nous allons voir que les théories juridiques ne le permettent pas. Ces enfants ne sont pas, en
effet, des substitués fidei-commissaires; car rien n'oblige
l'époux donataire, s'il survit au donateur, de conserver
les biens pour les rendre plus tard aux enfants. Ce ne
sont pas davantage des substitués vulgaires; car ils ne
sont pas appelés à recueillir dans tous les cas où l'époux
ferait défaut, mais seulement dans le cas où cet époux
mourrait avant le donateur. Remarquons, en effet, que
l'art. 1082 fait dépendre la vocation des enfants de la
survie du donateur. Or, cet article, il n'est pas permis de
l'oublier, constitue une exception à ce principe général

(1) Duranton, t. IX, n° 702.
(2) Duranton, *Eod. loco.* — Demolombe, t. III, p. 564.

que toute convention sur une succession non encore ouverte est formellement défendue (art. 1130), et par conséquent il doit, comme toute exception, s'interpréter restrictivement, et ne pas s'étendre au delà de ses termes.

Les enfants ne peuvent donc pas venir de leur chef, quand l'époux donataire survit au donateur; et le seul moyen légal de les faire profiter un jour des biens compris dans la donation, c'est de reconnaître à leur auteur le droit de les recueillir.

II. Aux termes de l'art. 960 du Code Napoléon, toutes donations, si on en excepte celles dont les conjoints ont pu se gratifier l'un l'autre dans leur contrat de mariage, faites à une époque où le donateur n'avait pas de postérité, sont révoquées de plein droit par la survenance d'un enfant issu d'un mariage légitime. Nous avons à examiner si la révocation a également lieu, en pareille circonstance, par la naissance d'un enfant en mariage putatif.

L'affirmative est incontestable quand le mariage a été contracté de bonne foi par les deux époux ou seulement par l'époux donateur. Mais *quid* si la donation a été faite par l'époux de mauvaise foi ?.. Cette question est encore plus délicate peut-être que celles que nous venons de traiter. Car, si nous retrouvons la légitimité des enfants qui milite ici en faveur de la révocation de la donation, les partisans de l'opinion contraire peuvent tirer un grand parti de cette considération qu'il ne doit pas être permis à l'époux de mauvaise foi d'invoquer son infraction à la loi, son crime peut-être, pour dépouiller un donataire régulièrement investi de la propriété des biens donnés.

Néanmoins, nous craindrions d'encourir le reproche d'inconséquence si nous ne nous prononcions pas dans le sens de la révocation. C'est toujours, en effet, l'intérêt des enfants qui nous guide et nous détermine. Remarquons, d'ailleurs, que la seule condition exigée pour l'application de l'art. 960, c'est la *survenance d'un enfant légitime*. Or, l'enfant né d'un mariage putatif étant réputé légitime, cette condition se trouve remplie. Ici, nous le savons, on peut nous opposer l'indignité du donateur, qui, lui, ne peut pas invoquer la légitimité de ses enfants. Mais, en définitive, et c'est là qu'il faut toujours en revenir, c'est bien moins le mérite ou le démérite du père qu'il faut considérer, que ses devoirs envers ses enfants. Or, ceux-ci sont regardés par la loi comme légitimes; ils doivent être traités comme tels. Mais qui veut la fin doit vouloir les moyens. Il faut donc autoriser le père à reprendre les biens qu'il a donnés, pour le mettre ainsi mieux en état de remplir les obligations de la paternité que la loi lui impose.

Au reste, en nous prononçant pour la révocation de la donation, nous entendons bien accepter toutes les conséquences de notre décision. Ainsi, les biens donnés seront repris par le père, qui en sera le maître absolu. C'est assez dire que nous repoussons les systèmes intermédiaires de Delvincourt et M. Duranton, qui veulent: l'un, que les biens donnés soient repris, non par le père, mais par les enfants eux-mêmes; l'autre, que les biens restent au donataire pendant la vie du donateur, et que les enfants viennent les prendre à la mort de ce dernier en acceptant sa succession (1). Cela reviendrait, en

(1) Delvincourt, t. ii, p. 77, note 4. — Duranton, t. viii, n° 586.

effet, à traiter les enfants du mariage putatif avec plus de faveur que ceux d'un mariage légitime. Nous ne voyons pas, d'ailleurs, comment dans le système de M. Duranton, les enfants pourraient recueillir les biens de la donation, en acceptant la succession de leur père, succession dont ces biens ne font pas partie, puisque, d'après M. Duranton lui-même, la révocation étant impossible pour le père, celui-ci n'a jamais recouvré la propriété des choses données.

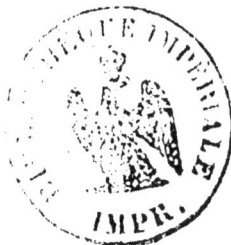

POSITIONS.

DROIT ROMAIN.

1. Le mariage était parfait par le seul consentement des parties. La tradition de la femme au mari n'était pas indispensable, en règle générale.
2. La seule convention ne suffisait pas, même sous la législation de Justinien, pour établir les servitudes soit prédiales, soit personnelles. La quasi-tradition était nécessaire. *Quid*, cependant, à l'égard des servitudes négatives?
3. L'exception de dol, à l'aide de laquelle on opposait la compensation dans les actions *stricti juris*, avait pour effet, lorsqu'elle avait été insérée dans la formule et qu'elle était justifiée, de faire absoudre le défendeur pour le tout.
4. La compensation, à Rome, n'a jamais cessé d'être judiciaire. Elle ne produisait ses effets qu'autant qu'elle avait été admise et prononcée par le juge.

DROIT FRANÇAIS
Code Napoléon.

1. Toutes concessions de droits réels sur des immeubles d'une succession, consenties par l'héritier apparent, même à des tiers de bonne foi, doivent être annulées sur la demande de l'héritier véritable.
2. Le mariage contracté pas un interdit, dans un intervalle lucide, est pleinement nul et non par simplement annulable.
3. L'époux auquel son conjoint décédé sans postérité a fait donation de l'usufruit de la portion réservée aux héritiers du donateur, a pu valablement être dispensé par celui-ci de fournir caution.

Droit Criminel.

1. La contrainte par corps, en matière criminelle, prononcée contre un mineur âgé de moins de seize ans, ou encourue de plein droit par lui, s'il a atteint cet âge, ne peut être utilisée et exercée qu'après son émancipation ou sa majorité.

2. Les art. 336 et 339 du Code pénal, aux termes desquels le mari ne peut dénoncer l'adultère de sa femme, s'il a entretenu une concubine dans la maison conjugale, peuvent être réciproquement invoqués contre la femme qui dénonce l'adultère de son mari, et à laquelle celui-ci oppose qu'elle s'est elle-même rendue coupable d'adultère.

Droit Administratif.

1. La distinction entre le domaine de la couronne et le domaine public ne date, dans notre Droit, que de la loi des 22 novembre-1er décembre 1790.

2. Les eaux navigables, jusqu'à la loi des 22 novembre-1er décembre 1790, qui les classe dans le domaine public, ont appartenu, en pleine propriété, soit aux Seigneurs, soit aux Rois. Par conséquent, tous les concessionnaires, sans distinction, dont les titres sont antérieurs au 1er décembre 1790, ne peuvent être dépouillés de leurs droits que moyennant une indemnité fixée par un jury.

APPROUVÉ :
Le Doyen de la Faculté de Droit,
LAURENS.

VU ET APPROUVÉ :
Le Recteur de l'Académie,
A. VINCENS DE GOURGAS.

Toulouse. — Imprimerie BAYRET et Cᵉ, rue Peyras, 12.

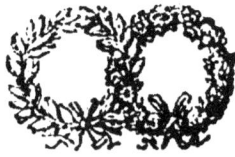

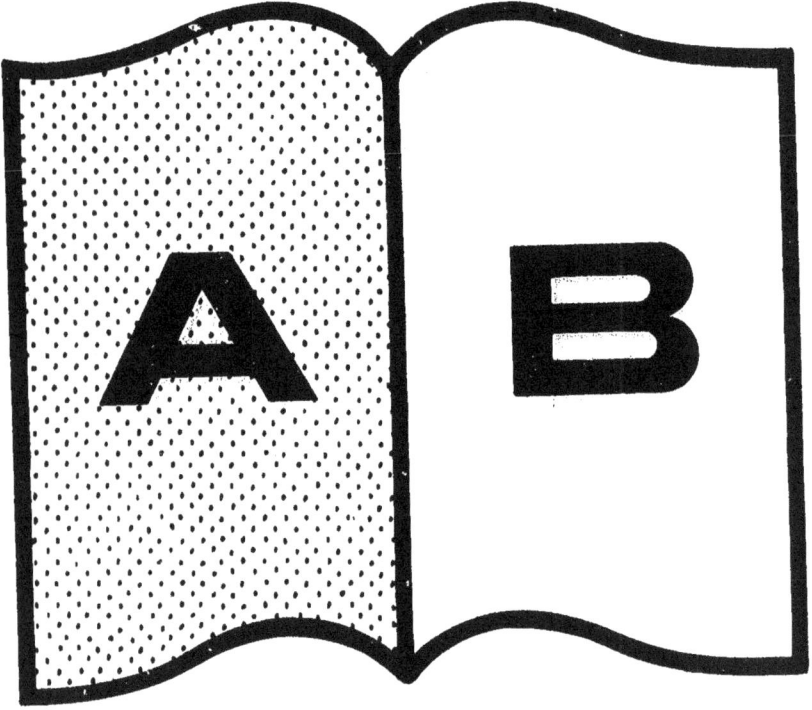

Contraste insuffisant

NF Z 43-120-14

www.ingramcontent.com/pod-product-compliance
Lightning Source LLC
Chambersburg PA
CBHW071501200326
41519CB00019B/5827